Dr. Vinod Talgeri

Abnehmen

DR. VINOD TALGERI

ABNEHMEN

GENUSSVOLL SCHLANK
WERDEN MIT DER WEISHEIT
DER INDISCHEN ESS- UND
LEBENSKULTUR

GOLDEGG

Umschlaggestaltung: Kathrin Steigerwald, Hamburg unter Verwendung von Motiven von Adobe Stock/ Katikam, Borkia, Happypictures, Nbvector
Fotorechte Autorenfoto: Rainer Göser

Der Verlag und seine Autoren sind für Reaktionen, Hinweise oder Meinungen dankbar. Bitte wenden Sie sich diesbezüglich an verlag@goldegg-verlag.com.

Der Goldegg Verlag achtet bei seinen Büchern und Magazinen auf nachhaltiges Produzieren. Goldegg Bücher sind umweltfreundlich produziert und orientieren sich in Materialien, Herstellungsorten, Arbeitsbedingungen und Produktionsformen an den Bedürfnissen von Gesellschaft und Umwelt.

ISBN: 978-3-99060-401-4

Unter den Linden 21 • D-10117 Berlin
Telefon: +49 800 505 43 76-0

Goldegg Verlag GmbH, Österreich
Mommsengasse 4/2 • A-1040 Wien
Telefon: +43 1 505 43 76-0

E-Mail: office@goldegg-verlag.com
www.goldegg-verlag.com

Layout, Satz und Herstellung: Goldegg Verlag GmbH, Wien
Printed in the EU

FSC www.fsc.org MIX Papier | Fördert gute Waldnutzung FSC® C014496

Aus tiefstem Herzen widme ich dieses Buch meinem
Bruder, Prof. Dr. Pramod Talgeri, Germanist und
Philosoph, der vor zwei Jahren verstorben ist.
Seine erfolgreichen Hilfeleistungen, die er
sein Leben lang, stets geprägt von Empathie,
Motivation und Inspiration, getätigt hat,
werden mir immer in Erinnerung bleiben.

Inhaltsverzeichnis

Geleitwort von Dr. Hans-Ulrich Vollmer

Was macht Dr. Talgeri anders als andere Autoren von »Gesundheitsbüchern«? Er verspricht Ihnen nichts, schon gar keine kurzfristige Gewichtsabnahme. Er appelliert an Ihr Bewusstsein. Sind Sie mit sich zufrieden, brauchen Sie seine Erkenntnisse nicht, die er aus Studien, Analysen und Erfahrungen gewonnen und hier klar und verständlich aufgeschrieben hat. Hilft Ihnen dieses Buch auch, wenn es Ihnen gut geht, weil Sie sich bereits bewusst ernähren und viel bewegen? Oder ist es nur etwas für Menschen, die in kontrollierten Schritten ihr Übergewicht loswerden sollten, um dadurch ihre Lebenserwartung und Lebensqualität zu verbessern? Dieses Buch spricht beide Gruppen an. Die Ernährungs- und Gesundheitsbewussten ebenso wie die Problembewussten, die an ihrer Lebenssituation etwas verändern wollen oder müssen.

Den Mitgliedern beider Gruppen ist gemeinsam, dass es um kleine Schritte geht. Die einen können ihre gute Fitness durch gezielte Impulse weiter optimieren, die anderen müssen durch kleine konkrete Fortschritte ihre Fitness steigern und brauchen dafür Erfolgserlebnisse, um nicht aufzugeben. Beides, Motivation und Ansatzpunkte zur Umsetzung, vermittelt Dr. Talgeri, ohne belehrend zu wirken. Seine Erläuterungen zum disziplinierten und bewussten Essen gemäß der indischen Esskultur vermitteln jeder Leserin, jedem Leser, das Verständnis, optimale Ernährung als eigenen Lernprozess zu begreifen und zielgerichtet zu gestalten. Die Erläuterungen der stimulierenden Wirkungen regelmäßiger Bewegung auf die persönliche körperliche, geistige und seelische Leistungsfähigkeit motivieren dazu, den Ernährungserfolg mit Bewegungserfolg zu verbinden. Pragmatisch orientierte Leserinnen und Leser können sofort mit Kapitel 8 beginnen, das das indische Ernährungs-Trainings-Programm und ein Bewegungs-Trainings-Programm enthält. Sie können sich dann schrittweise mit der Vielfalt der Erläuterungen, Empfehlungen und Erkenntnisse vertraut machen, die Dr. Talgeri mit seiner langjährigen Erfahrung, seiner interkulturellen Kompetenz und seinem ausgeprägten Interesse am Wohlergehen all seiner Mitmenschen in diesem außergewöhnlichen Buch darstellt.

Dr. Hans-Ulrich Vollmer
Wissenschaftslektor

Stuttgart, Dezember 2023

Geleitwort von Joachim Müller-Jung

Auf meinem Schreibtisch vor mir liegt seit Jahren eine weiß-blaue Packung, vermeintlich eine Großpackung Tabletten, mit der fetten Aufschrift »Bewegung«. Darunter in magerer Schrift: »aktiv«. Wer sie öffnet, findet eine Anleitung für 25 Körperübungen »zur täglichen Anwendung«. Eine witzige Motivationshilfe der privaten Krankenkassen und der Bundeszentrale für gesundheitliche Aufklärung. Leider ist ihre Wirkung verpufft, nachhaltig sogar. Denn hinter dem Schreibtisch, auf dem das originelle Ertüchtigungspäckchen liegt, aalt sich täglich und stundenlang nahezu bewegungslos ein Körper, der sich unwillkürlich jenem Zustand nähert, der in diesem Büchlein zurecht beklagt wird. Übergewicht und Adipositas stürzen die Mehrzahl der modernen Menschen in ihren weitgehend körperlosen Beschäftigungen in ein Gesundheitsdilemma, dem ebenso viele mit den für sie naheliegendsten Maßnahmen begegnen: Sie versuchen Diäten, schlucken spezielle Präparate und begeben sich damit in eine Abhängigkeit, die manche mitunter ein Leben lang begleitet. Manche können nicht anders, für die meisten aber bedeuten Pillen und Diäten vor allem eins: Passivität. Kopf und Körper werden aufgegeben, mal mehr, mal weniger. Dabei ist die einzige Gewissheit aus den Bergen an seriösen Studien, die während meiner Jahre langen Recherchen in der humanwissenschaftlichen und medizinischen Literatur auf dem Schreibtisch gelandet sind, vor allem diese Erkenntnis: ein aktiver Geist, der den Körper fordert, ist die beste Medizin.

Regelmäßige Bewegung und eine gesunde Ernährung, die beiden Eckpfeiler dieser Lebensführung, bieten die idealen – und übrigens auf Dauer auch preiswertesten – Voraussetzungen für ein gesundes Leben. Und sie schenken uns

Lebensqualität, jedem einzelnen. Wer allerdings sieht, wie schlampig wir als Individuen und wir im Kollektiv mit dieser Erkenntnis inzwischen umgehen, muss auch um die Gesellschaft fürchten – um die Gesundheitsverordnung im Großen. Auch deshalb ist dieses Buch eines Experten, der mit seinen Kenntnissen aus Sport- und Ernährungswissenschaften über die Dualität aus Bewegung und Ernährung aufklärt und dieses Wissen mit den Weisheiten der indischen Ess- und Lebenskultur kombiniert, eine wertvolle Ressource. In den öffentlichen Medien und erst recht auf den sozialen Plattformen im Internet wirkt die Aufklärung über Gesundheitsprophylaxe oft erratisch. Sie ist gefärbt von Interessen und Lobbyisten, und allzu oft auch ungetrübt von wissenschaftlichen Evidenzen. Der Autor Dr. Talgeri hat in diesem Buch erkennbar die Nähe zu den Wissenschaften gesucht und viele der zentralen Erkenntnisse über die vitale Bedeutung von Sport und Ernährung aufbereitet. Die Leserschaft wird schnell wahrnehmen, welche Motivation sich allein aus dem Bemühen ergibt, seine persönlichen Energiebilanzen durch Bewegung und Essenaufnahme im Sinne der indischen Ess- und Lebenskultur zu verbessern. Natürlich geht es dabei um eine Optimierung. Optimierung hat nicht überall den besten Ruf. Motto: Es muss auch mit weniger Mühe gehen. Allerdings handelt es sich bei dem wissenschaftsbasierten Lebenskonzept, das in diesem Ratgeber vertreten wird, um eine Körperoptimierung, die in eine dreifache Win-win-Situation mündet: Körper, Geist und Geselligkeit profitieren.

Jeder weiß, dass, wer sich solche Ziele zu setzen bereit ist, den Genuss nicht außer Acht lassen darf. Sich zu bewegen und zu ernähren darf nicht zur Fron werden, die geforderte Disziplin darf nicht zur lästigen Pflicht werden. Sie muss sich buchstäblich auch langfristig gut anfühlen. Was das ist, ob wie im Falle des Autors Dr. Talgeri die positiven und durchaus genussvollen Erfahrungen mit der indischen Heilkunde im Leben eine Rolle spielen, ob metaphysische

Ideen den Geist beschäftigen oder ein medizinischer Zusatznutzen aus der Beschäftigung mit chemiefreien Haushaltsmitteln gesucht wird, das spielt letzten Endes eine untergeordnete Rolle. Man muss an nichts glauben oder sich spirituell hingeben. Schon die wissenschaftliche Evidenzlage über die vielen im weitesten Sinne »weichen« Kofaktoren unserer Gesundheit ist erschreckend dünn. Entscheidend ist und bleibt deshalb umso mehr das primäre Postulat der Gesunderhaltung: Aktivität und Ausgewogenheit in der Ernährung. Man kann es nicht oft genug sagen, und auch deshalb bleibt zu hoffen, dass möglichst viele Leser und Leserinnen nach dieser Lektüre die vitale Dualität aus Ernährung und Sport beherzigen und täglich anwenden.

In dieses Buch fließen wissenschaftliche Erkenntnisse aus den USA, aus Europa und speziell alte Weisheiten aus Indien ein. Das Quellenverzeichnis zeugt von der Internationalität des Werkes. Dem Autor ist es gelungen, seine Botschaft (»Message«) dem Leser zu vermitteln, dass »optimale Ernährung und Bewegung« eine Einheit sind. Und nur so das Ziel des nachhaltigen und genussvollen Abnehmens erreicht werden kann.

Joachim Müller-Jung
FAZ Redaktion

Heidelberg, Dezember 2023

VORWORT

Abnehmen!

Meine Expertise für deinen Schlankheitserfolg

- *»Wenn ich nur schlanker wäre!«*
- *»Wenn ich nur schlanker wäre und diesen Zustand auch dauerhaft halten könnte!«*
- *»Wenn ich mich nur insgesamt wohler fühlen und neue Lebensfreude verspüren könnte!«*

Erkennst du dich in diesen oder ähnlichen Aussagen wieder? Ich vermute, dass ja. Denn sonst hätte dieses Buch wahrscheinlich nicht deine Aufmerksamkeit erregt. Diese Worte sind außerdem auch die Quintessenz jener Aussagen, die ich in zahlreichen Gesprächen mit Menschen in unterschiedlichen Ländern und auf verschiedenen Kontinenten vernommen habe. Der Wunsch und Ruf nach *der* Methode, um rasch und vor allem bleibend abzunehmen, ist wohl weltumspannend der gleiche. Ich kann diesen Wunsch nur allzu gut nachvollziehen, da ich mich seit vielen, vielen Jahren mit den Themen Ernährung und Wohlbefinden intensiv auseinandersetze und mich auch während meines Studiums mit Ernährungs- und Sportwissenschaften eingehend beschäftigt habe.

Als gebürtiger Inder, der seit sehr langer Zeit in Deutschland lebt, habe ich die wertvollen Weisheiten der indischen Ess- und Lebenskultur seit meiner Jugend ganz automatisch in mein Leben integriert, weiß aber auch durch die vielen Jahre, die ich bereits im »Westen« verbracht habe, um die große Problematik einer gesunden Ernährung in einer Gesellschaft, die sich mehr und mehr der schnellen Befriedigung des Hungers und der Gelüste durch Fast-Food verschreibt.

Es ist mir eine besondere Ehre, in diesem Buch meine

Expertise und mein Wissen über die jahrhundertealte indische Ess- und Lebensphilosophie mit dir, liebe Leserin, lieber Leser, zu teilen. Geboren und aufgewachsen in Indien, habe ich von Kindesbeinen an die Geheimnisse der indischen Küche und der damit verbundenen Lebensweise kennengelernt. Diese Weisheit, die von Generation zu Generation weitergegeben wurde, hat nicht nur maßgeblich dazu beigetragen, die Gesundheit und das Wohlbefinden der Menschen in Indien zu fördern, sondern hat auch in der heutigen globalisierten Welt längst ihren Platz gefunden.

Daher habe ich mich nach fast achtjährigen, intensiven Gesprächen mit deutschen, indischen und amerikanischen Sporttrainern, Gesundheits- bzw. Fitnessexperten, Ernährungswissenschaftlern und Ärzten dazu entschieden, dieses Buch zu schreiben. Meine vielen Gespräche mit schlanken sowie übergewichtigen Männern und Frauen in Europa, Indien und den USA, darunter auch viele Mädchen und Jungen, haben mir dafür wichtige und tiefgehende Einsichten geliefert.

Es wird dich vermutlich nicht überraschen, dass es der geheime Wunsch fast aller dieser übergewichtigen Personen war, eine schnelle und dauerhafte Reduzierung ihres Gewichts zu erreichen. Die meisten hatten bereits mehrere erfolglose Diäten hinter sich und waren doch immer wieder bereit, sich einem weiteren Abnehmreigen mittels *der* neuesten Wunderdiät hinzugeben. Auch diese Versuche endeten jedoch jedes Mal wieder ohne nachhaltigen Erfolg! Vor allem die jungen Menschen vertrauten mir an, dass sie unter ihrem hohen Übergewicht so sehr gelitten hatten, dass oft eine Depression die bedrückende Folge war. Ich habe es seitdem zu meiner Herzensangelegenheit gemacht, allen Menschen dabei zu helfen, gesund zu bleiben und glücklich zu werden. Ich habe mich außerdem tiefgehend mit den Ursachen dieses »Unglücklichseins« beschäftigt, dazu Daten gesammelt und sie untersucht sowie analysiert. Dieses Buch ist das Ergebnis der intensiven Analyse der daraus gewonnenen Informationen und Einsichten.

Eine meiner wichtigsten Erkenntnisse dieser umfangreichen Recherchen ist diese: In Deutschland wie auch in den meisten europäischen Ländern wird immens viel Geld für die Gesundheit, für Sport und vor allem für aufwendige Diäten ausgegeben. Leider mit wenig zufriedenstellenden Ergebnissen für all jene, die sich dafür meist in hohe Unkosten gestürzt haben. Laut dem Statistischem Bundesamt sind mehr als die Hälfte aller Erwachsenen in Deutschland, 62 Prozent der erwachsenen Männer und 44 Prozent der Frauen übergewichtig, fast ein Fünftel der Erwachsenen (19 Prozent) sind adipös, das heißt sie weisen eine weit über das normale Ausmaß hinausreichende Vermehrung des Körperfetts auf. Dazu kommt: Mit dem höheren Alter steigen die Wahrscheinlichkeiten des Auftretens von Übergewicht- und Adipositas-Dispositionen stark an. Es wird also von den meisten Menschen mit aller Kraft und immensem finanziellen Aufwand alles nur Mögliche unternommen, um ihr Gewicht zu reduzieren. Trotzdem gelingen die meisten Abnehmversuche überhaupt nicht oder zeigen nur kurzzeitig Wirkung, bevor der JoJo-Effekt gnadenlos über jegliche bereits erzielten Erfolge hinwegfegt. So setzt ein fataler Kreislauf ein, der die Betroffenen im schmerzlichen Würgegriff zwischen strahlender Euphorie – Hurra, es gibt eine neue Diät! – und der trostlosen Enttäuschung des erneuten Scheiterns ihres Abnehmwunsches festhält.

Ich habe es mir zur Mission gemacht, diesen ewigen und tristen Kreislauf zu unterbrechen! Das ist gar nicht so schwer, wenn wir endlich davon absehen, immer und immer wieder demselben Denkfehler aufzusitzen: Nämlich dem Gedanken, dass effektives Abnehmen nur durch Hungern oder permanente strikte Diätformen möglich ist. Das trifft in keiner Weise zu und wäre daher für alle Abnehmwilligen der größte anzunehmende Fehler! Die indische Esskultur zu leben, bedeutet vor allem, genussvoll, aber auch diszipliniert zu essen! Damit meine ich eben nicht eine permanente Kasteiung, sondern mit Genuss richtig und vor allem regelmäßig zu essen und auch ausreichende Bewegungsmuster in den Tagesablauf einzubauen. Ja, so einfach kann es sein, wenn wir unsere Einstellung ändern und uns neuem und anderem Denken und Handeln öffnen.

Damit es dir leichter fällt, dich dieser neuen Einstellung hinzugeben, habe ich auf den folgenden Seiten die Grundprinzipien der indischen Ernährung zusammengefasst und zeige auf, wie du sie in deinen Alltag integrieren kannst, um deine persönlichen Gesundheits- und Abnehmziele zu erreichen. Darüber hinaus werde ich dir die Bedeutung von Achtsamkeit, Meditation und Bewegung in der indischen Lebenskultur näherbringen und darlegen, wie diese Aspekte zu einem gesunden und schlanken Lebensstil beitragen können.

In meinem Buch geht es eindeutig nicht um die sechsundsechzigste Wunder-Erfolgs-Diät, die extrem mühsam ist, deiner Geduld und deinem Körper so ziemlich alles abverlangt und langfristig sowieso nicht wirksam ist. Es ist auch keines der üblichen Schlankheits-Bücher über strikte Diäten oder Abnehm-Methoden mit verschiedenen Medikamenten. Die Besonderheit dieses Buches ist, dass du als Leserin, als Leser erfährst, wie du ganz ohne Diäten und medikamentöse Beigaben praxiserprobte und vor allem bewiesen erfolgsgekrönte indische Abnehm- und Wohlfühl-Techniken anwendest. Mir war es speziell wichtig, die beiden Bereiche Ernährung und Bewegung als untrennbare Einheit zu präsentieren und sie mit den Weisheiten der indischen Esskultur zu kombinieren. Ob du nun dein Gewicht reduzieren, deine Energie steigern oder einfach nur gesünder leben möchtest, die Prinzipien und Ratschläge in diesem Buch sind für Menschen aller Altersgruppen und Lebenssituationen leicht anwendbar. Denn die Weisheit der indischen Ess- und Lebenskultur ist zeitlos und anpassungsfähig, sie kann in deine individuellen Bedürfnisse und Vorlieben perfekt integriert werden.

Lass dich nun auf eine genussvolle Reise durch die vielfältige Welt der indischen Ess- und Lebenskultur mitnehmen! Eine Reise, die nicht nur dein bisheriges Wissen über Ernährung erweitern wird, sondern dir auch hilfreiche Werkzeuge an die Hand gibt, um deinen großen Wunsch der Erreichung und Beibehaltung deines Wohlfühlgewichts zu realisieren.

In Dankbarkeit und Demut wünsche ich dir viel Freude und Erfolg beim Eintauchen in die indische Ess- und Lebenskultur.

Dr. Vinod Talgeri

Die größte Freude im Leben besteht darin, das Unmögliche zu erreichen und es als möglich zu betrachten.

Swami Vivekananda

KAPITEL 1

Schlank werden

So startest du deinen Erfolgsmarathon

Ich habe längere Zeit darüber nachgedacht, ob ich dieses erste Kapitel als den »Start des Erfolgsmarathons« bezeichnen sollte oder nicht. Ein Marathon klingt ja doch immer irgendwie anstrengend. Aber dann habe ich mich an eine äußerst interessante Reaktion dreier meiner Freunde erinnert, als ich ihnen von diesem Buchprojekt erzählte. Sie sind alle drei Langstreckenläufer, die regelmäßig an internationalen Marathon-Läufen in den USA, in Kanada und natürlich sehr oft auch in Europa teilnehmen und die Natur und Besonderheiten dieses speziellen Laufes sehr gut kennen. Sie meinten einhellig, dass ein Marathon natürlich grundsätzlich eine große mentale Herausforderung darstellt und nur mit extrem hoher Motivation zu bewältigen ist. Aber das wichtigste Erfolgselement dabei wäre es, entspannt zu bleiben und positiv zu denken! Diese Worte haben mich während des Schreibprozesses dieses Buches ständig begleitet und beflügelt und mich motiviert, ebenfalls positiv und gelassen dranzubleiben, auch wenn die Gedanken an manchen Tagen nicht so fließen und sich formen wollten, wie ich mir das wünschte. Ich habe dabei gelernt, dass ein Marathon – welcher Art auch immer – großen Spaß machen und Freude bereiten kann, wenn man ihn mit dem entsprechenden Mindset startet und auch im Verlauf des Projekts immer wieder den positiven Ausgang im Auge hat! Diese Erkenntnis hat schlussendlich dazu geführt, dass das erste Kapitel dieses Buch sich definitiv »Start des Erfolgsmarathons« nennt. Denn der Prozess des genussvollen und nachhaltigen Abnehmens kann nun einmal nur ein langfristig angelegter Marathon und kein kurzer, hektischer Sprint sein! Die so oft kolportieren vollmundigen Abnehmversprechen des Genres »So verlierst du in drei Wochen zehn Kilo Gewicht« entsprechen übrigens total dem Prinzip »Sprint«! Schnelle Abnehmerfolge durch drei Wochen höchster Kalorienreduzierung sind auf diese Weise zwar möglich, erfolgt jedoch zeitgleich keine Umstellung deines Ess- und Lebensstils, wandern die abgeworfenen Kilos mit Sicherheit innerhalb der nächsten drei Wochen wieder genau dorthin zurück, wo du sie definitiv nicht mehr haben willst!

Dein Ziel sollte es also nicht sein, im Sprint so schnell wie möglich so viele Kilos wie möglich zu verlieren, sondern im Rahmen des Projekts »Erfolgsmarathon« langfristig gesund zu leben und dabei genussvoll bleibende Abnehmerfolge zu erzielen. Aus diesem Grund wirst du in diesem Buch auch keine Wunderdiäten oder die Aufzählung strenger Verzichtsmaßnahmen vorfinden, sondern du wirst erfahren, wie du mit Freude und Genuss zu deinem Ziel gelangst! Dieses Kapitel soll dich dabei unterstützen, eine starke Basis für deine zukünftigen Erfolgserlebnisse zu schaffen.

Setz dir erreichbare Ziele

Der erste Schritt auf deinem Weg zum Schlankwerden ist die Festlegung realistischer Ziele. Du solltest dir vorab darüber im Klaren sein, wie viel Gewicht du innerhalb welchen Zeitraums verlieren möchtest. Achte dabei darauf, dass deine Ziele auch wirklich erreichbar sind, denn sonst könnte der bei unserem Projekt so wichtige positive Gelassenheitsfaktor wegfallen, wenn du dir zu viel vornimmst und eventuell frustriert vorzeitig aufgibst.

Hol dir Unterstützung

Es ist oft einfacher, deine Ziele zu erreichen, wenn du dabei Unterstützung von deinen Freunden oder deiner Familie erhältst. Teile deine langfristigen Abnehmpläne am besten mit deinem Umfeld und scheue dich nicht, um Unterstützung und

Motivation zu bitten, wenn du sie brauchst. Eventuell findest du auf diese Weise ja auch einen »Abnehm-Buddy«, der den Erfolgsmarathon mit dir gemeinsam absolvieren möchte!

Die Prinzipien der indischen Ess- und Lebenskultur für ein gesundes Leben

Die indische Ess- und Lebenskultur bietet eine Fülle von Weisheiten und Praktiken, die dir auf deinem Weg zum Schlankwerden helfen können. Die Verwendung von frischen, natürlichen Lebensmitteln, die Verbindung zur Natur und die Achtsamkeit gegenüber dem eigenen Körper sind nur einige der Konzepte, die du in deine Reise einbeziehen kannst. In den kommenden Kapiteln werden wir uns ausführlicher mit diesen Ideen befassen und betrachten, wie du sie in dein Leben integrieren und umsetzen kannst. Dabei werden wir sowohl die kulinarischen Aspekte der indischen Küche als auch die mentalen und spirituellen Praktiken erforschen, die dir helfen werden, dein Gewichtsabnahme-Ziel zu erreichen. Die indische Kultur ist ein wahres Schatzkästchen der Weisheit, wenn es darum geht, Körper, Geist und Seele in Einklang zu bringen. Und das Beste daran ist, dass sie uns auf natürliche Weise dabei unterstützt, unser Wunschgewicht zu erreichen und zu halten. Die indische Ess- und Lebenskultur lehrt uns, wie wir uns in unserem Körper wohlfühlen können, ohne uns selbst zu kasteien.

Mit genussvoller Disziplin zum Erfolg

Genuss und Abnehmen – das klingt für viele wie ein eklatanter Widerspruch in sich. Doch in der indischen Kultur ist Genuss ein zentraler Bestandteil des Lebens. Essen wird bei uns in Indien nicht nur als reine Nahrungsaufnahme betrachtet, sondern als sehr bewusstes, achtsames Erlebnis, das alle Sinne anspricht.

Die richtige Balance finden

Der Schlüssel zum Erfolg beim Abnehmen liegt in der Balance. Es geht nicht darum, bestimmte Lebensmittel komplett aus dem Speiseplan zu streichen oder sich ständig zu kasteien. Vielmehr geht es darum, die richtige Balance zwischen Genuss und Gesundheit zu finden!

Dein Erfolgsmarathon beginnt jetzt! Bist du bereit, dich auf diese außergewöhnliche und genussvolle Reise in neue Welten zu begeben? Bist du bereit, die Geheimnisse der indischen Ess- und Lebenskultur zu entdecken und gleichzeitig dein Wunschgewicht zu erreichen? Dann lass uns gemeinsam in deinen Erfolgsmarathon starten.

Wissen, aber nicht tun

Abnehmen, Fitness und Gesundheit sind bei vielen Menschen *das* Dauerthema schlechthin. Und auch du hast dich ganz sicher schon intensiv mit dieser Thematik beschäftigt. Ich wage zu behaupten, dass du betreffend Schlankwerden und die verschiedenen Möglichkeiten, diesen sehnsüchtig angestrebten Zustand zu erreichen, über jede Menge an Informationen verfügst! Während der letzten acht Jahre habe ich Menschen aller Altersklassen in Deutschland beobachtet und mit vielen tausend Personen sehr persönliche Gespräche bezüglich Abnehmens geführt. Ich sprach mit Schülerinnen und Schülern und deren Eltern, mit berufstätigen Frauen und Männern innerhalb der Altersspanne 15 bis 65 Jahre. Sie alle klagten bitterlich über ihr Übergewicht und ihre Fettleibigkeit. Sie alle vereinte der Wunsch nach weniger Gewicht und einer besseren Figur! Sie alle wussten im Grunde ganz genau – wie wahrscheinlich auch du – was sie gegen ihr Übergewicht tun könnten. Trotzdem kamen sie nie in die Gänge! Ich bin daher zu dieser Schlussfolgerung gekommen: Das, was die meisten von ihrem Abnehmziel trennt, ist kein Wissensproblem, sondern ein Umsetzungsproblem! Als stets positiv denkender Mensch kann ich mit dem

Wort »Problem« sowieso nicht allzu viel anfangen und spreche viel lieber von den diversen Herausforderungen, die das Leben nun einmal mit sich bringt. Wir stehen jetzt also gemeinsam als Team vor der Herausforderung des Abnehmens auf disziplinierte, aber durchaus genussvolle Art und Weise!

Damit du perfekt vorbereitet in deinen Erfolgsmarathon in Richtung dauerhaftes Schlanksein aufbrechen kannst, gilt es, einen soliden und klaren Startpunkt zu setzen. Egal, ob du nur einige wenige Kilos verlieren möchtest oder eine größere figürliche Veränderung in deinem Leben anstrebst, auch beim Thema Abnehmen ist die adäquate Vorbereitung ein wichtiger Schlüssel für eine erfolgreiche und nachhaltige Umsetzung.

Die ersten Schritte des Erfolgs-Programms

Stelle dich als ersten Schritt sehr bewusst vor einen Spiegel. Dieser Spiegel sollte ca. 50 Prozent deiner Körpergröße ausmachen, also bei einer Körpergröße von 180 cm ca. 90 cm hoch sein, damit du deine Gesamtkörpergröße im Spiegel sehen und wahrnehmen kannst. Ja, ich weiß, das ist keine einfache Übung. In meinen vielen Gesprächen mit übergewichtigen Personen wurde mir sehr oft erzählt, dass Spiegel für diese Menschen zum Feindbild Nummer eins mutieren. So erzählte mir zum Beispiel Steffie aus Ludwigsburg: »Ich mag mich gar nicht mehr im Spiegel ansehen, denn ich hasse zunehmend, was ich da reflektiert sehe. Schicke Boutiquen betrete ich überhaupt nicht mehr, die haben sowieso keine passende Kleidung für mich, aber vor allem ist es mir so unangenehm, mich dort von allen Seiten in diesen omnipräsenten Spiegeln betrachten zu müssen. Ich vermeide es auch schon lange, mich beim Vorbeigehen in Schaufenstern zu betrachten, und kaufe meine Kleidung nur noch online, alles in XXL. Das ist zutiefst deprimierend, aber ich komme aus diesem Kreislauf einfach nicht heraus.« So wie Steffi geht es vielen Menschen. Ich kann diese Angst vor dem »Feindbild« Spiegel sehr gut nachvollziehen. Trotzdem lade ich dich dazu ein, vor dieser ersten Herausforderung nicht zurückzuschrecken und dich dem Bild, das dein Spiegel reflektiert, zu stellen und es bewusst wahrzunehmen. Diese ersten Schritte sind die Basis aller zukünftigen Erfolge, die du feiern kannst und auch feiern wirst. Diese kleinen Unannehmlichkeiten der Startphase sind wichtig, um eine realistische Einschätzung vornehmen zu können, wie dein erfolgreicher, genussvoller Abnehmweg aussehen kann.

Als nächsten Schritt steige bitte auf deine Personenwaage. Ja, es ist mir bewusst, dass du sie vielleicht in die hinterste und dunkelste Ecke deines Badezimmers verbannt hast oder die Waage eventuell sogar schon in der Abstellkammer gelandet ist. Glaube mir, im Laufe der Zeit wird bei konsequenter Anwendung meiner Weisheiten der indischen Ess- und Lebenskultur die Waage deine innigste Verbündete auf deinem Erfolgsmarathon, wie auch der Spiegel mit jedem Monat, der ins Land geht, wieder zu deinem geschätzten Freund wird. Zum Start steige bitte resolut auf die Waage, notiere dein aktuelles Gewicht und halte das Datum dieses bestimmen Tages fest.

Damit hast du die erste Hürde bereits bravourös geschafft. Und bitte, lass dich aufgrund dessen, was der Zeiger deiner Waage anzeigt, nicht in Traurigkeit oder Hoffnungslosigkeit fallen. Du bist bereit, die Herausforderung anzunehmen und hast einen ersten wichtigen Schritt gesetzt. Wenn wir unsere Ziele erreichen wollen, bringt es nichts, den Kopf in den Sand zu stecken, Vogel Strauß zu spielen und auf eine mirakulöse Gewichtsreduzierung ganz ohne dein Zutun zu hoffen. Nur wenn du aktiv wirst, dich mit den Inhalten dieses Buches auseinandersetzt und peu à peu dein Leben auf genussvolle Art und Weise umstellst, wird der Erfolg dir gehören. Und ich garantiere dir, es ist im Grunde ganz einfach!

Das ist alles, was ich zum Start brauche, mich genau im Spiegel zu betrachten und mein Gewicht schriftlich festzuhalten, wirst du dich jetzt vielleicht fragen? Ja, das ist im Moment tatsächlich alles. Außerdem bitte ich dich, die folgenden Inhalte mit einer positiv-neugierigen Geisteshaltung zu lesen, in dich aufzunehmen und dir die Kernbotschaften zu merken, die dich auf deinem Erfolgsmarathon zu Schlankheit und einem neuen Lebensgefühl begleiten werden!

Nicht weniger, sondern richtig essen

In unserer heutigen, ständig komplexer werdenden Welt verlieren viele Menschen – auch aufgrund der massiv voranschreitenden Digitalisierung – mehr und mehr den Überblick und dadurch auch ihre Bodenhaftung. An sich simple Prozesse und Vorgehensweisen scheinen dadurch sehr viel komplizierter, aufwendiger und komplexer zu sein, als sie eigentlich tatsächlich sind. Vor allem bei dem großen Ziel »Abnehmen!« sollten wir daher niemals den Hausverstand komplett ausschließen. Wir sollten nämlich nicht vergessen, dass Gewicht zu verlieren im Grunde ja ein eher beiläufiger Prozess ist, folglich ein »Nebenprodukt« des mit gesundem Menschenverstand erreichbaren Ansatzes rund um das »richtig Essen«. Somit ist der Prozess des Abnehmens durchaus von einer gewissen Einfachheit geprägt. Diese Vereinfachung bedeutet aber bei weitem nicht nur eine bloße Reduzierung der Lebensmittel, die wir zu uns nehmen. Immer wieder heißt es betreffend Gewichtsreduzierung, dass du doch einfach weniger essen und nur noch die Hälfte deiner bisherigen Kalorien zu dir nehmen solltest. Womit wir wieder bei den diversen Wunderdiäten wären, auf die ich später noch detailliert eingehen werde. Einfachheit im Zuge der Gewichtsreduzierung kann somit nicht bedeuten, einfach weniger zu essen, denn dies führt definitiv nicht zu nachhaltigen Ergebnissen. Mit spezieller Betonung auf nachhaltig. Denn selbstverständlich nimmst du ab, wenn du über einen längeren Zeitraum sehr viel weniger Kalorien aufnimmst. Sobald du jedoch deinen Kalorien-Intake wieder steigerst, aber deinen Lebensstil nicht änderst, werden sich die verlorenen Kilos rasch wieder ansetzen. Denn das einzig bewährte und tatsächlich erfolgversprechende Schlankheitsgeheimnis ist eine ausgewogene Ernährung, wie sie in Indien schon immer ein wichtiger Teil unseres Lebenskonzeptes war und die vielfach erprobt ist. Und aus genau diesem Grund haben Diäten noch nie funktioniert und werden auch nie funktionieren!

Alle Lebensmittel sind gut

Ein wichtiger Auftakt deines Erfolgsmarathons wird darin bestehen, zu erkennen, wie du ohne Diät und ohne Hungern gesund und dauerhaft abnehmen kannst. Dazu ist es auch gar nicht erforderlich, eine Liste erlaubter oder nicht erlaubter Lebensmittel zu erstellen, denn nach jahrelangen intensiven Gesprächen mit Ernährungswissenschaftlern und Fachärzten bin ich zu dieser Schlussfolgerung gelangt: »Alle Lebensmittel sind gut!« Es kommt nur auf die richtige Dosis an! Unser Körper benötigt täglich die Hauptnährstoffe Kohlenhydrate, Eiweiß und Fett. Diese sollten ebenfalls täglich durch Ballaststoffe, Mineralstoffe und Wasser ergänzt werden. Wenn du bei der Zubereitung deines Essens immer auf die optimale Balance dieser Elemente achtest, ist schon viel erreicht!

Richtig essen und sich richtig bewegen

Gewöhne dich von Tag eins deines Abnehmabenteuers daran, dich dem Prinzip »richtig essen« und »richtig bewegen« zu verpflichten! Wenn es dir gelingt, diese beiden Faktoren unter einen Hut zu bringen und ideal in dein Leben zu integrieren, wirst du bald einen ersten Gewichtsverlust feststellen dürfen, auf den der Verlust von Fett nur automatisch folgen kann! Und das geschieht sicher nicht durch Entbehrungen, durch den totalen Verzicht auf Kohlenhydrate oder gar durch diverse Flüssigdiäten, mit denen du dich im Grunde nur bestrafst. Darauf, wie dieses »richtig essen« und sich »richtig bewegen« im Detail aussieht, gehe ich in den folgenden Kapiteln noch näher ein.

Vergiss die Suche nach dem (Abnehm)Glück

Ich bin der festen Überzeugung, dass wir alle im Laufe unseres Lebens auf der ultimativen Suche nach Glück sind. Alles, was wir tun oder nicht tun, ist motiviert von dem starken Verlangen, glücklich zu sein.

- Wir wollen Gewicht verlieren, weil wir denken, das macht uns endlich und dauerhaft glücklich.
- Wir verzehren Schokolade, weil wir glauben, dass sie Glücksgefühle in uns auslöst.
- Manche Menschen rauchen auch, weil es sie glücklich macht.
- Viele Menschen vermeiden Gemüse, weil es sie eben nicht glücklich macht.

Das Problem dabei ist, wir suchen das Glück meist an einer komplett falschen Stelle, nämlich ausschließlich im Außen und meist auch im Äußeren. Dabei ist das Glück immer in uns! Es macht daher wenig Sinn, dass du abnehmen willst, um glücklicher zu sein! Du kannst auch jetzt, in genau diesem Moment, sehr glücklich sein, und das völlig unabhängig von deinem aktuellen Gewicht. Deinen Abnehm-Marathon solltest du aus einem völlig anderen Grund starten: Weil du dich danach wohler, fitter, dynamischer und vor allem gesünder und leistungsfähiger fühlen wirst!

Die Grundprinzipien des Erfolgsmarathons

Richtig essen und die Einhaltung der entsprechenden Zeitintervalle zwischen den Mahlzeiten werden zu einer wesentlichen Beschleunigung deines Abnehm-Prozesses führen. Die

Erfolgsprinzipien, die ich dir in den folgenden Kapiteln vorstelle, sind leicht zu verstehen und einfach zu praktizieren. Du wirst erstaunt sein, bereits innerhalb von vier Wochen die ersten positiven Ergebnisse wahrzunehmen. Du wirst dich nicht nur insgesamt wohler und energetischer fühlen, sondern auch sehr viel besser schlafen können als bisher. Nach ca. zwölf Wochen wirst du sehr sichtbare Veränderungen an deiner Silhouette feststellen und nach ca. vierzehn bis sechzehn Wochen wirst du freudvoll shoppen gehen, denn deine bisherige Konfektionsgröße wird dir sehr, sehr wahrscheinlich einfach viel zu groß sein!

In Indien haben zahlreiche Testpersonen nach der Absolvierung ihres ganz persönlichen Erfolgsmarathons festgestellt,

- dass sie nicht mehr so viel essen wie früher,
- dass sie eine neue innere Ruhe genießen und auch nicht mehr über ihr Gewicht nachdenken.

Du wirst sehen, all das kannst auch du erreichen, mit Freude, Gelassenheit und vor allem mit Genuss!

Genussfakten zum Abnehmen

Ohne Diäten und ohne Hungern dauerhaft abnehmen ist möglich.

Es geht darum, nicht weniger, sondern richtig zu essen!

Alle Lebensmittel sind gut, es kommt jedoch auf die jeweils richtige Dosis an.

Ohne Bewegung kein Gewichtsverlust.

Die indische Ess- und Lebenskultur unterstützt dich auf deinem Erfolgsmarathon in Richtung dauerhaftes Schlanksein!

Habe den Mut, zur Wahrheit zu kommen, auch wenn es durch die Hölle geht.

Swami Vivekananda

KAPITEL 2

Schluss mit Übergewicht und Fettleibigkeit

Das Wohlfühlgewicht ruft

»Wenn ich nur nicht so viel Übergewicht mit mir umherschleppen würde«, höre ich oft in Gesprächen mit Menschen, die sich wünschen, endlich schlanker zu sein und diesen sehnlich erstrebten Zustand auch langfristig erhalten wollen. Ich denke, ich liege richtig, wenn ich davon ausgehe, dass auch du diesen Satz schon des Öfteren, begleitet von einem tiefen Seufzer, ausgesprochen hast. Es mag für dich vielleicht kein allzu großer Trost sein, aber du bist mit diesem Wunsch nach dem erstrebenswerten Wunschgewicht bei weitem nicht allein! Denn Übergewicht und Fettleibigkeit sind ein weltweit mehr als ernst zu nehmendes Dauerthema. Übergewicht ist eine der gefährlichsten globalen Epidemien, so die Meinung der bekanntesten indischen Ernährungswissenschaftler.

Du siehst also, Übergewicht und Fettleibigkeit sind ein viele Teile der Welt umspannendes Problem, das der Gesundheit zutiefst abträglich ist und das einer dringenden Lösung bedarf. Dringend vor allem auch deswegen, weil sich die Politik, weltweit gesehen, des Problems »Übergewicht« nicht früh genug angenommen hat! Die Folge ist, dass die Zahl der übergewichtigen Menschen, vor allem auch der jungen Menschen, global gesehen rapid steigt.

Laut der OECD (Organisation für wirtschaftliche Zusammenarbeit und Entwicklung) »ist das Phänomen weltweit zu beobachten. Gesundheitsexperten sprechen bereits von einer Fettleibigkeits-Epidemie. Betroffen sind dabei nicht nur reiche Industrieländer, sondern vor allem auch schnell wachsende Schwellenländer wie Mexiko, Indien und die Türkei. Die globalen Ernährungsprobleme sind dabei heute auch ganz andere als noch vor zwei Jahrzehnten: Inzwischen gibt es weltweit mehr Übergewichtige als Menschen, die Hunger leiden.«

Speziell die Entwicklungen in Deutschland sind haarsträubend. Über die Hälfte der Erwachsenen in Deutschland ist übergewichtig, fast ein Viertel ist sogar krankhaft übergewichtig, also adipös. Bei den Kindern und Jugendlichen sind rund 15 Prozent übergewichtig, sechs Prozent davon sind bereits eindeutig adipös. Besonders besorgniserregend dabei ist, dass die Gruppe der adipösen und stark adipösen Menschen ständig anwächst.

In den USA sieht es noch viel schlimmer aus: Zwei Drittel der Amerikaner sind übergewichtig, 36 Prozent der Erwachsenen haben Adipositas, ebenso 17 Prozent der Kinder. Die Menschen in Frankreich und in der Schweiz hingegen sind etwas schlanker, während die britische Bevölkerung rund 25 Prozent adipöse Menschen verzeichnet. In all diesen Ländern sind viel zu viele Menschen also eindeutig sehr weit davon entfernt, ihr Wohlfühlgewicht zu haben. Ich sage daher, es ist höchste Zeit, unter Übergewicht und Fettleibigkeit einen Schlussstrich zu ziehen, und sich motiviert und mit Hilfe der Weisheit der indischen Ess- und Lebenskultur auf den Weg in Richtung Wohlfühlgewicht zu machen.

Bevor du dich jedoch der Erreichung dieses Wohlfühlgewichts widmen kannst, ist es erforderlich, dem Grundproblem unerschrocken ins Auge zu blicken und erst einmal zu verstehen, wie Fettleibigkeit sich überhaupt definiert und was sie in deinem Körper auslöst. Ja, ich weiß, du würdest deinen Erfolgsmarathon in Richtung Schlankheit und Wohlfühlmomente gerne sofort beginnen, aber ohne ein gewisses Basiswissen rund um die Thematik und Entstehung von Übergewicht wird dies leider nicht nachhaltig funktionieren. Deswegen müssen wir beide da als ersten Schritt gemeinsam durch, aber keine Sorge, ich werde dir alles so plausibel und eingängig wie möglich erklären.

Übergewicht und Adipositas – was ist das eigentlich?
Übergewicht und Fettleibigkeit werden als abnormale oder übermäßige Fettansammlung definiert, die ein Gesundheitsrisiko darstellt. Viele nationale Gesundheits-Institute definieren Übergewicht über den BMI, den Body Mass Index. Der BMI errechnet sich aus der Körpergröße und dem Körpergewicht. Er wird verwendet, um festzustellen, ob jemand übergewichtig oder adipös ist. Der BMI berechnet sich nach der folgenden Formel:

BMI = Körpergewicht [kg]/(Körpergröße [m])^2

Als übergewichtig gelten Personen ab einem BMI von 25, ab einem BMI von 30 werden Menschen als adipös bezeichnet Erwachsene mit einem BMI von 30 bis 39,9 gelten als fettleibig. Erwachsene mit einem BMI ab 40 gelten als extrem fettleibig. Jeder, der mehr als 45 Kilogramm Übergewicht hat, gilt als krankhaft fettleibig.

Falls du gerade keinen Taschenrechner zur Hand hast, kann ich dir eine vereinfachte Formel verraten, um festzustellen, ob dein BMI einigermaßen in Ordnung ist, sich also im Bereich unter 25 befindet, oder nicht. Diese Formel gilt für Erwachsene ab 40 Jahren! Das heißt, wenn Größe in cm minus 100 = Gewicht in kg stimmt, dann hat man den BMI-Wert unter 25. Die folgenden Beispiele zeigen diese Berechnung im Detail

- Bei Männern:
  Größe in cm minus 100 = Gewicht in kg
  Beispiele:
  1. Größe 180 cm – 100 = Gewicht 80 kg
     Dies entspricht einem BMI von 24,69.
  2. Größe 170 cm – 100 = Gewicht 70 kg

Dies entspricht einem BMI von 24,22.

- Bei Frauen:
  Größe in cm minus 102 = Gewicht in kg
  Beispiele:
  1. Größe 170 cm – 102 = Gewicht 68 kg
     Dies entspricht einem BMI von 23,52.
  2. Größe 165 cm – 102 = Gewicht 63 kg
     Dies entspricht einem BMI von 23,14.

  Bei diesen beiden Beispielen entsprechen die BMIs der erstrebenswerten Norm von unter 25!

Ich finde es extrem wichtig, den BMI und nicht nur den Taillenumfang zu berücksichtigen, da die Taillenmessung zur Risikobewertung beiträgt, indem die Menge an Fett gemessen wird, die du um deine Mitte mit dir herumträgst. Du siehst also, dass der BMI ein sehr wichtiger Wert ist, um festzustellen, wo du dich betreffend dein Übergewicht einordnen solltest. Bedenke dabei aber bitte auch, dass ein BMI-Wert unter 25 nicht zwangsläufig bedeutet, dass du gesund lebst oder gesund bist! Aber grundsätzlich ist der BMI ein wichtiger Wert, der dir zeigt, ob du dich für deine Körpergröße in einem gesunden Gewichtsbereich befindest. Denn mit deinem aktuellen Gewicht solltest du dich immer gut fühlen, der Begriff »Wohlfühlgewicht« ist ja nicht ohne Grund entstanden!

Übergewicht und wie es sich ansammelt

Übergewicht entsteht, wenn die Menschen mehr Kalorien zu sich nehmen, als sie verbrennen! Das ist eigentlich sehr logisch und eingängig, wird aber trotzdem weltweit nicht so richtig verstanden, geschweige denn entsprechend berücksichtigt, denn sonst müssten wir uns mit *dem* Thema Nummer eins, der Fettleibigkeit, ja gar nicht erst näher beschäftigen. Noch einmal anders ausgedrückt: Die Hauptursache für das Übergewicht ist die erhöhte Kalorienaufnahme durch viel essen und mangelnde körperliche Bewegung! Aber es gibt in diesem Zusammenhang auch noch einige andere, schwerwiegende Faktoren, die zu Übergewicht führen können. Ich habe dazu in den letzten Jahren folgende Beobachtungen gemacht:

Familiäre Prägungen

Fettleibige Eltern haben oft auch fettleibige Kinder. Indische Ernährungsforscher stellten fest, dass Fettleibigkeit zwar vererbbar ist, aber nicht immer zum Ausbruch kommen muss. Denn Kinder von dicken Eltern werden nicht automatisch dick, sondern nur dann, wenn sie ständig fett- und kohlenhydratreiche Ernährung vorgesetzt bekommen. In solchen Fällen werden diese Kinder dann jedoch sehr viel schneller dick als Kinder schlanker Eltern. Eine interessante Erkenntnis der Forscher dabei ist, dass die Gene der Mütter sich stärker auf das Übergewicht ihrer Kinder auswirken als jene der Väter. Die Erbanlagen der Väter hingegen haben einen größeren Einfluss auf den jeweiligen Blutzuckerspiegel ihrer direkten Nachkommen.

Die Pille als Gewichtsbooster bei Mädchen ab 14 Jahren

In unseren Breiten nehmen viele Mädchen die Pille bereits ab 14 Jahren. Das kann zu unerwünschten Nebenwirkungen führen, denn in zahlreichen Fällen steigert die Pille den Appetit, weshalb viele junge Mädchen dadurch mehr essen und in Folge massiv zunehmen. Wer nachweislich durch die Pille Gewicht angesammelt hat, denkt dann logischerweise: »Wenn ich die Pille wieder absetze, nehme ich automatisch ab.« Das funktioniert jedoch nicht immer, denn was sich einmal auf den Hüften festgesetzt hat, ist nur schwer wieder loszuwerden.

In Indien hält sich die Problematik der Antibabypille für Teenager in Grenzen. Denn in meinem Geburtsland ist die Sexualerziehung für Jugendliche nicht so fortschrittlich wie in Deutschland. Außerdem wünschen sich viele junge Leute auch heute noch Sex nur mit einer festen Partnerin oder einem festen Partner, den sie später auch heiraten wollen. Außerdem ist es in Indien gang und gäbe, dass Paare erst zur Verhütungsmethode Pille greifen, nachdem sie mindestens zwei Kinder bekommen haben.

Menschen im Alter von 30 bis 45 Jahren

Viele sehr junge Leute sind in den letzten Jahren eindeutig gesundheitsbewusster geworden und legen großen Wert auf die richtige Ernährung. Die Jugend achtet mehr denn je auf ihre Essensauswahl, ihr Körpergewicht und regelmäßige körperliche Bewegung. Rücken sie jedoch in die Altersklasse von ca. 30 bis 45 Jahren auf, schaffen sie es manches Mal nicht mehr, auf ihre Ernährung und Bewegung optimal zu achten und sammeln so im Laufe der Jahre dadurch Übergewicht an. Diese Menschen haben meist große Sehnsucht nach ihrem Wohlfühlgewicht. Aber ihre für diese Lebensjahre üblichen intensiven beruflichen Herausforderungen, zu wenig Zeit, sich um gesunde Ernährung und Bewegung zu kümmern, hoher Stress und zahlreiche Dienstreisen, auf denen Fast-Food oft die einzige Option ist, stehen der Erreichung dieses Ziels immer wieder im Wege.

Menschen im Alter ab 45 Jahren

Man liest oft in Fachzeitschriften und Gesundheitsmagazinen, dass die Menschen mit dem Alter dicker werden, auch wenn sie viel weniger essen als früher. Es gibt daher diesen weitverbreiteten Glauben, dass ab dem Alter von 40 Jahren viele Menschen ein bis zwei Kilo pro Jahr mehr wiegen. Das wird dann immer mit der Stoffwechselproblematik begründet. Alle indischen Gesundheitsexperten finden diese Erklärung absolut unzutreffend, denn es ist falsch und viel zu einfach, für die Gewichtszunahme ab dem Erreichen des ca. 45. Lebensjahres das Alter als alleinige Erklärung heranzuziehen! Denn es müssen auch immer der jeweilige Lifestyle, der Stress im Job, Unregelmäßigkeiten betreffend die Essgewohnheiten, die mangelnde Bewegung und natürlich auch die entsprechenden Erbanlagen herangezogen werden.

Du siehst, für die Existenz des ungeliebten Übergewichts gibt es in den verschiedenen Altersgruppen zahlreiche unterschiedliche Gründe. Hast du an dieser Stelle schon herausgefunden, in welche Kategorie du fallen könntest? Aber was auch immer der Grund ist, einer Tatsache müssen wir gemeinsam ins Auge blicken: Übergewicht kann langfristig gesehen massive Gesundheitsprobleme auslösen. Sehen wir uns an, welche das sind:

Mögliche Gesundheitsprobleme durch Übergewicht

Die indischen Diabetologen haben festgestellt, dass bei Fettleibigkeit nicht nur Herzprobleme und Zuckerkrankheiten verstärkt auftreten, sondern auch das Todesrisiko bei Autounfällen steigt für Übergewichtige um bis zu 80 Prozent. Das zielgerichtete »Abwerfen« von Pfunden, also der Start deines Schlankheitsmarathons, kann eine solche »Abwärtsspirale« bei den meisten Menschen verhindern, verlangsamen oder sogar umkehren. Im Folgenden sehen wir uns mögliche durch Fettleibigkeit ausgelöste Krankheitsbilder etwas genauer an. Und ja, auch das gehört dazu, damit du deinen Schlankheitsmarathon richtig informiert und erfolgsorientiert starten und zufrieden abschließen kannst.

Atembeschwerden

Übergewicht kann verhindern, dass sich die Lunge vollständig ausdehnt und die Atemmuskeln möglicherweise nicht so gut funktionieren, sodass man nicht genug Luft aufnehmen kann. Eine mit Bauchfett verbundene Entzündung kann auch die Lunge beeinträchtigen. Die Folge ist, dass sogar einfache Aktivitäten wie Treppensteigen mühsam werden. Ein zu hohes Gewicht kann außerdem unangenehme Asthmasymptome verursachen.

Fettige Lebererkrankung

Wenn sich Fett in der Leber ansammelt, kann es zu Narbengewebe – einer als Zirrhose bekannten Erkrankung – kommen und dazu führen, dass die Leber schließlich vollständig abschalten kann. Die Ärzte wissen leider nicht genau, wodurch Fettlebererkrankungen im Detail verursacht werden, aber es ist wahrscheinlich, dass du Probleme bekommst, wenn du übergewichtig bist, insbesondere im mittleren Alter.

Arthrose

Es ist eigentlich sehr logisch: Mehr Gewicht belastet die Gelenke und den Knorpel, der die Knochenenden schützt, was Schmerzen und Steifheit verursachen kann. Mehr Körperfett kann auch mehr Entzündungen auslösen. Stell dir vor, bereits fünf Prozent weniger Körpergewicht entlasten die Hüften, den unteren Rücken und die Knie auf sehr intensive Art und Weise. Regelmäßige Bewegung ist eine der besten Möglichkeiten, um der Arthritis vorzubeugen. Dein Arzt kann dir die optimale Art und vor allem die Dauer der Bewegung erklären!

Hoher Cholesterinspiegel

Ungesunde Lebensmittel erhöhen dein Gewicht und auch den »schlechten« LDL-Cholesterin- und Triglyceridspiegel. Lebensmittel mit löslichen Ballaststoffen – wie Hafer und andere Vollkornprodukte, Bohnen, Äpfel, Trauben, Erdbeeren, Auberginen und Okra – helfen dir dabei, das Cholesterin zu senken.

Gallensteine
Wenn sich Galle, also die Verdauungsflüssigkeit, nicht wie gewünscht durch deine Gallenblase bewegt, kann sie sich zu Steinen verhärten. Der häufigste Typ besteht hauptsächlich aus Cholesterin. Übergewichtige Frauen haben ein höheres Risiko, sie zu bekommen. Möglicherweise hast du mehr Cholesterin in deiner Galle, weil dein Cholesterin- oder Triglyceridspiegel * im Blut sehr hoch ist oder du zusätzliches Östrogen aus der Empfängnisverhütung, der Hormonersatztherapie oder der Schwangerschaft im Körper hast.

(Triglyceride sind Fettmoleküle, die aus einem Molekül Glycerin und drei Fettsäuren bestehen und dem Körper als Energiespeicher dienen. Zu viel Fett im Essen treibt jedoch den Blutfettwert in die Höhe, weshalb es zu erhöhten Triglycerid-Werten, auch Hypertriglyceridämie genannt, kommt.)*

Typ-2-Diabetes
Bauchfett ist mit Insulinresistenz verbunden. Dann produziert der Körper Insulin, aber deine Zellen können es nicht richtig verwenden, um Glukose aus deinem Blut zu entfernen. Ein überdurchschnittlicher Blutzucker kann sich zu Diabetes entwickeln und zu Problemen mit Herz, Nerven, Augen und vielem mehr führen. Ungefähr acht von zehn Menschen, die an Typ-2-Diabetes leiden, sind übergewichtig. Ist die Diabetes Typ 2 erst einmal ausgebrochen, gibt es keine Heilung, aber das Erreichen des Wohlfühlgewichts kann die Symptome verringern und Komplikationen vermeiden.

Gicht
Im Körper angesammelte Harnsäure kann nadelartige Kristalle bilden, die Gelenke wie den großen Zeh, Knöchel oder Knie verletzen. Die Wahrscheinlichkeit eines Aufflackerns steigt mit der Zahl auf der Skala und der Menge an Bauchfett, insbesondere wenn man auch Probleme mit hohem Blutzucker und Cholesterin hat. Eine gesunde Ernährung

und disziplinierte Bewegungsgewohnheiten können dazu beitragen, den Harnsäurespiegel sowie das Körpergewicht zu senken.

Bluthochdruck

Wenn dein Körper mächtig ist, muss dein Herz stärker pumpen, um Blut in alle deine Zellen zu bringen. Diese ständige viel zu hohe Kraft drückt auf die Arterienwände und kann diese beschädigen. Es ist daher empfehlenswert, mindestens drei Tage pro Woche 20 bis 30 Minuten zu trainieren und auf das Rauchen zu verzichten. Wenn es dir gelingt, deinen BMI unter 25 zu bringen, kommt es meist auch zu einer Blutdrucksenkung.

Verhärtete Arterien

Fettleibigkeit – und damit verbunden Diabetes, Bluthochdruck, hoher Cholesterinspiegel und Entzündungen – können die Arterien belasten und sie dick und steif machen. Enge oder verstopfte Gefäße schaffen es nicht, ausreichend Blut zu den Zellen in deinen Organen und Geweben bringen. Obwohl du zunächst möglicherweise keine Symptome hast, kann schlechte Durchblutung schließlich zu einem Herzinfarkt, einer Herzinsuffizienz oder einem Schlaganfall führen.

Nierenkrankheiten

Die Nieren filtern Blut und helfen, den Blutdruck zu kontrollieren. Aber sie können ihre Arbeit nicht erledigen, wenn sich Fett in ihnen ansammelt und auf Blutgefäße drückt, oder wenn die Gefäße, die Blut zu ihnen bringen, verstopft sind. Dies kann zu einer gefährlichen Abfallbildung in deinem Körper führen. Nierenerkrankungen können eine Komplikation von Diabetes und Bluthochdruck sein, sie können jedoch auch teilweise eine direkte Folge von Fettleibigkeit sein.

Schlafapnoe
Das Schlafapnoe-Syndrom (SAS) zeigt sich durch regelmäßige Atemstörungen oder Atemstillstände während des Schlafs. Ein dicker Hals kann die Atemwege verengen und das Atmen nachts erschweren. Sie könnten lautes Schnarchen verursachen oder immer wieder für einige Sekunden Atemstillstand erzeugen. Dadurch ist wirklich erholsames Schlafen nicht möglich.

Bitte verstehe mich nicht falsch, es ist keinesfalls meine Absicht, mit diesem Kapitel horrende Katastrophenszenarien in deinen Kopf zu transportieren. Alle diese geschilderten Krankheitsbilder sind Optionen, aber keine in Stein gemeißelten Tatsachen. Du hast es jederzeit in der Hand, den ersten Schritt zu tun, dein Übergewicht peu à peu abzubauen und dein echtes und wahres Wohlfühlgewicht zu erreichen, denn es ruft dich bereits. Es liegt nur an dir!

Essen, um zu leben, nicht leben, um zu essen.

Mahatma Gandhi

KAPITEL 3

Und jetzt eine Diät?

Welche es gibt und was sie bewirken oder nicht bewirken

Wie du im vorigen Kapitel erfahren hast, vernehmen die meisten Menschen den Ruf nach ihrem Wohlfühlgewicht sehr laut und deutlich und möchten diesem sofort und enthusiastisch folgen. Ihre erste Reaktion dabei ist es daher meist, sich nach *der* Diät umzusehen, die mit Sicherheit den großen Umschwung in Richtung Traumfigur bringen wird. Eine solche zu finden, ist auch gar nicht schwierig, sind doch die meisten einschlägigen Zeitschriften voller neuer Wunderdiäten, die Monat für Monat das große Abnehmversprechen propagieren. Und auch in den Buchhandlungen lachen in der zuständigen Abteilung verheißungsvolle Buchtitel von den Regalen und versprechen perfekte Figur und schnellen Gewichtsverlust. Hand aufs Herz, wie viele solcher Zeitschriften und Bücher hast du bereits erstanden und dich motiviert dem neuesten, begeisternden Diätplan gewidmet? Und wie oft hast du nach der anfänglichen Euphorie frustriert aufgegeben, weil die gewünschten Resultate sich entweder gar nicht einstellten oder der Abnehmeffekt bloß von sehr kurzer Dauer war?

Ist es daher nicht höchste Zeit, einmal kurz in dich zu gehen und dir die Frage zu stellen, warum so viele Menschen die größten Probleme damit haben, ihr Gewicht zu reduzieren und zu halten, wenn doch diese zahlreichen Diätalternativen zur Verfügung stehen und ständig neue Optionen hinzukommen?

In diesem Kapitel lade ich dich ein, einen kritischen Blick auf die verschiedenen existierenden Diätansätze zu werfen und zu verstehen, warum sie meist nicht die erwünschten

Ergebnisse bringen oder eben nicht nachhaltig sind. Denn nur wenn du verstehst, warum schnelle Gewichtsverluste nur von kurzer Dauer sein können, wird es dir möglich sein, aus dem Teufelskreis aus Verzicht ohne Genuss, kurzfristigen Abnehmerfolgen, dem unvermeidlichen Jo-Jo-Effekt und der unweigerlich folgenden Frustration für immer auszusteigen. Am Ende dieses Kapitels wird dir klar sein, warum ein anderer Weg, jener der indischen Ess- und Lebenskultur, sehr viel angenehmer und müheloser zu beschreiten ist!

Warum eine wirksame »Diät« keine Abmagerungskur sein kann

Rund um den Begriff Diät ranken sich jede Menge Missverständnisse und Fehlinterpretationen verschiedenster Art. Denn das Wort »Diät« wird meist mit einem mühevollen »Gewichtsverlust-Programm« assoziiert, mit Kasteiung, mit Verzicht und Mühsal und weiter als Synonym nicht nur für Gewichtsabnahme, sondern auch für Energie-Verlust, Stoffwechsel-Verlust, in manchen Fällen wird es sogar mit dem Verlust der geistigen Gesundheit in Verbindung gebracht. Die Gesundheitsexperten meines Geburtslandes Indien akzeptieren diese Definition von »Diät« definitiv nicht! Denn für uns Inder und Inderinnen repräsentiert die richtige und optimale Diät das, was wir lebenslang *ohne beabsichtigten* Gewichtsverlust mit Freude essen und trinken! Man könnte diese Art und Weise, sich zu ernähren, auch als gesundes, optimales Ess-Programm bezeichnen. Wichtig dabei ist, dass du auf fast *nichts* zu verzichten brauchst und ein moderater und ausgewogener Genuss weiterhin im Mittelpunkt stehen darf. Auf diese Weise hat Übergewicht keine Chance, man isst und genießt das Leben, hat also eine hohe Lebensqualität bei bester Gesundheit, und das, ohne zu hungern!

Bei deinem optimalem Diät- bzw. Essprogramm ist das Hauptziel eine Gewichtsabnahme und folglich ein klarer

Fettverlust. Dieses Ziel kannst du durch eine »einfache« Änderung und während du ansonsten deinen Lebensstil beibehältst, relativ leicht erreichen. Die neuen Elemente, die du in deinen Lebensstil integrierst, werden äußerst positive Auswirkungen auf dein persönliches Wohlgefühl haben und deine Zufriedenheit steigern. Klar ist natürlich auch, dass dieses neue, wirkungsvolle Ess-Programm nur dann einen langfristigen Effekt auf unseren Körper und unsere Gesundheit hat, wenn wir uns lebenslang daran halten. Alles andere wäre illusorisch und wieder im Bereich der Wunderdiäten angesiedelt, von denen wir uns ja verabschieden möchten.

Du siehst also, dass das, was wir in Indien Diät nennen, nämlich unser tägliches Essverhalten, mit der westlichen Interpretation des Begriffes, die stets im Zusammenhang mit Abmagerungskur, Fastenkur, Hungerkur und *Verzicht* steht, absolut nichts zu tun hat!

Bevor wir uns im nächsten Kapitel den Weisheiten der indischen Esskultur widmen können, sollten wir jedoch eine Tour d'Horizon durch einige beliebte Diätformen und ihre Auswirkungen unternehmen. Ich gehe davon aus, dass du ein paar davon bereits kennst und eventuell auch persönliche Erfahrungen in der Durchführung gesammelt hast.

Detox – die Entgiftungsdiät

Diese Diätform wird in Indien seit über 30 Jahren praktiziert und ist in den letzten Jahren auch in unseren Breiten sehr beliebt geworden. Die Detox-Diät verspricht eine Gewichtsabnahme innerhalb eines relativ kurzen Zeitraums und soll in erster Linie den Körper entschlacken und entgiften. Die Detox-Diät ist im eigentlichen Sinne eine Fastenkur, die jeweils über eine Zeitspanne von zehn bis achtundzwanzig Tagen eingehalten werden sollte. Das Prinzip ist, alles, was man als feste Nahrung isst, als eine Art Gift zu betrachten. Bei dieser Diät nimmt man in erster Linie Obst- und Gemüse-Säfte zu sich. In Indien ist es betreffend die Detox-Diät in den letzten Jahren zu einem Meinungsumschwung gekommen, man hat festgestellt, dass sie, wie jede Extrem-Diät, eine große Täuschung darstellt und auf wenig bis keiner wissenschaftlichen Evidenz beruht. Schließlich verfügt unser Körper ja mit den Nieren und der Leber über zwei hocheffiziente Organe, die eine natürliche Entgiftungsfunktion erfüllen. Außerdem bleibt bei der Detox-Diät meist unklar, was genau wir unter dem Begriff »Giftstoffe« zu verstehen haben. Und dann ist da natürlich jener Effekt, den die meisten extremen Diätformen immer mit sich bringen: ein bloß kurzfristiger Gewichtsabfall, der aus dem Verlust von Wasser resultiert, nicht jedoch aus dem Abbau von Fett. Sobald du nach einer solchen Diät zu deinen alten Essgewohnheiten zurückkehrst, kommt der Jo-Jo-Effekt mit Wucht über dich und alles geht von vorne los. Das gilt übrigens auch für die meisten anderen Diätformen!

Die Zonendiät

Die Zonendiät, die von Dr. Barry Sears entwickelt wurde, zielt auf eine Nährstoffbilanz von 40 Prozent Kohlenhydraten, 30 Prozent Fetten und 30 Prozent Eiweiß in jeder Mahlzeit ab. Der Schwerpunkt liegt auch auf der Kontrolle des Insulinspiegels, was zu einem langfristig erfolgreicheren Gewichtsverlust und einer erfolgreicheren Kontrolle des Körpergewichts führen kann als andere Ansätze. Die Zonendiät fördert vor allem den Verzehr hochwertiger Kohlenhydrate – unraffinierte Kohlenhydrate und Fette wie Olivenöl, Avocados und Nüsse.

Die ketogene Diät

Bei der ketogenen Diät, in der Kurzform auch als Keto-Diät bekannt, handelt es sich um eine kohlenhydratarme, fettreiche Ernährungsweise, die zum Ziel hat, den Körper in Ketose zu versetzen. Dabei zieht der Körper nicht Kohlenhydrate, sondern Fett als seine Hauptenergiequelle heran. In den ersten Tagen der Keto-Diät kann es zur sogenannten »Keto-Grippe« kommen, was zu Symptomen wie Müdigkeit, Kopfschmerzen und Übelkeit führen kann. Aufgrund des geringen Konsums von Kohlenhydraten kann es außerdem schwierig sein, ausreichend Ballaststoffe zu sich zu nehmen, was zu Verdauungsproblemen führen kann.

Die Keto-Diät birgt auch gewisse Risiken, einschließlich Ketoazidose (Stoffwechselübersäuerung) für Menschen mit Typ-1-Diabetes, und kann im Extremfall sogar zu diabetischem Koma und Tod führen. Es gibt bereits einige vielversprechende Forschungsergebnisse in Bezug auf Diabetes-Management, metabolische Gesundheit, Gewichtsverlust und Veränderung der Körperzusammensetzung beim Anwenden der Keto-Diät. Die Keto-Diät wird seit Jahrzehnten zur Behandlung von Epilepsie eingesetzt und wird auch für andere Zwecke untersucht.

Die Weight Watchers/WW-Diät

Die Weight Watchers/WW konzentrieren sich auf das Abnehmen durch Ernährung, Bewegung und ein Unterstützungs-Netzwerk. Weight Watchers ist ein weit verbreitetes kommerzielles Konzept zur Gewichtsreduktion, das auf der Methode des Punktezählens basiert. Das Programm nennt sich heute auch »WW«, um den Fokus auf ganzheitliche Gesundheit und Wohlbefinden zu betonen. Jedes Lebensmittel und Getränk wird mittels »Smart Points« bewertet, basierend auf Faktoren wie Kaloriengehalt, Protein, Kohlenhydraten und Fett. Die Teilnehmer an dem Programm erhalten eine tägliche Punktehöchstanzahl, die sie nicht überschreiten dürfen. Spannend an dem Programm ist, dass es individuelle Faktoren wie Geschlecht, Alter, Gewicht und das jeweilige Niveau an Aktivitäten berücksichtigt, um die tägliche Punktezahl festzulegen, und ist somit sehr individuell gestaltet.

Besonders unterstützend wirkt bei dieser Diätform das Konzept der Gruppentreffen, in denen die Teilnehmer und

Teilnehmerinnen ihre Erfahrungen austauschen und sich gegenseitig unterstützen. Positiv auf die Diäterfolge wirkt sich auch die Tatsache aus, dass bei der Lebensmittelauswahl große Flexibilität gegeben ist, solange die Teilnehmenden ihre tägliche Punkteziele einhalten. Speziell festzuhalten ist, dass das Programm nicht nur die Gewichtsabnahme fördert, sondern auch immer wieder auf die Bedeutung einer nachhaltigen und gesunden Lebensweise hinweist. Auf der negativen Seite ist Weight Watchers/WW ein kostenpflichtiges Programm, dessen monatliche Gebühren sich nicht alle Menschen leisten können oder wollen. Auch die Punktezählung ist für manche Teilnehmende mühsam, und nicht jede Person findet Motivation in den regelmäßigen Gruppentreffen.

South Beach Diät

Die South Beach-Diät wurde von dem Kardiologen Dr. Arthur Agatston, und einer Ernährungsberaterin, Marie Almon, entwickelt. Sie konzentriert sich auf die Kontrolle des Insulinspiegels und die Vorteile von nicht raffinierten, langsamen Kohlenhydraten gegenüber schnellen Kohlenhydraten. Dr. Agatston entwickelte die South Beach-Diät in den 1990er-Jahren, weil er von der fettarmen, kohlenhydratreichen Diät, die von der American Heart Association unterstützt wurde, enttäuscht war. Dr. Agatston entwarf die Diät daher ursprünglich, um Herzkrankheiten zu bekämpfen und Cholesterin zu senken, aber sie gewann schnell an Popularität als eine Methode zur Gewichtsreduktion. Diese Diät fördert den Verzehr von magerem Eiweiß, gesunden Fetten und komplexen Kohlenhydraten, was zu einer insgesamt gesünderen Ernährung führen kann. Die erste Phase, in der viele Lebensmittel vermieden werden sollen, kann für einige Menschen als zu restriktiv empfunden werden, was zu Schwierigkeiten bei der Einhaltung führen kann. Durch den Fokus auf Lebensmittel mit niedrigem glykämischem Index kann die Diät außerdem dazu beitragen, den Blutzuckerspiegel stabil zu halten und Heißhungerattacken zu minimieren.

Rohkostdiät

Bei der Rohkostdiät, die auch als Rohkosternährung oder Rohkost-Lifestyle bekannt ist, geht es um den Verzehr von Lebensmitteln und Getränken, die nicht verarbeitet werden, vollständig pflanzlich und idealerweise biologisch sind. Anhänger dieser Diät sind der Überzeugung, dass durch das Kochen von Lebensmitteln Nährstoffe verloren gehen und Enzyme zerstört werden, die für die Verdauung und den Stoffwechsel wichtig sind. Rohkostanhänger glauben außerdem, dass mindestens drei Viertel der gesamten Nahrungsaufnahme einer Person aus ungekochtem Essen bestehen sollte. Eine bedeutende Anzahl von Rohkostfachleuten ist auch Veganer und isst oder trinkt nichts, was auf tierischen Produkten basiert. Es gibt vier Haupttypen von Rohkostliebhabern: rohe Vegetarier, rohe Veganer, rohe Allesfresser und rohe Fleischfresser.

Einige Menschen könnten Probleme damit bekommen, rohe Lebensmittel zu verdauen, insbesondere wenn sie empfindliche Mägen haben. Die Rohkostdiät kann auch sozial herausfordernd sein, da sie nicht mit den traditionellen gesellschaftlichen Essgewohnheiten kompatibel ist.

Mittelmeerdiät

Die Mittelmeerdiät konzentriert sich insbesondere auf die Ernährungsgewohnheiten der Menschen in Griechenland, dort speziell in Kreta, und in Süditalien. Heutzutage gehören auch die Esskulturen von Spanien, Südfrankreich und Portugal dazu, obwohl Portugal das Mittelmeer nicht berührt. Der Schwerpunkt liegt auf vielen pflanzlichen Lebensmitteln, frischem Obst als Dessert, Bohnen, Nüssen, Vollkornprodukten und Samen. Olivenöl wird häufig als Hauptfettquelle verwendet, insbesondere Extra Virgin Olivenöl, das reich an gesunden ungesättigten Fettsäuren ist. Käse und Joghurt stellen die Hauptmilchprodukte dar. Die Diät umfasst auch mäßige Mengen an Fisch und Geflügel, bis zu vier Eier pro Woche, kleine Mengen an rotem Fleisch und geringe bis mäßige Mengen an Wein.

Ein Drittel der bei der Mittelmeerdiät erlaubten Nahrungsmittel besteht aus Fett, wobei gesättigte Fette acht Prozent der Kalorienaufnahme nicht überschreiten sollen. Die Mittelmeerdiät ist die bislang am intensivsten untersuchte Diät. Zuverlässige Forschungsergebnisse belegen ihre Eignung zur Verbesserung der Lebensqualität und zur Senkung von Krankheitsrisiken. Durch den Fokus auf frische, nährstoffreiche Lebensmittel kann die Mittelmeerdiät dabei helfen, ein gesundes Gewicht zu halten. Die in der Mittelmeerdiät enthaltenen Antioxidantien und Omega-3-Fettsäuren können entzündungshemmende Effekte haben.

Atkins-Diät

Die Atkins-Diät oder der Atkins-Ernährungsansatz konzentriert sich auf die Kontrolle des Insulinspiegels im Körper durch eine kohlenhydratarme Diät. Wenn Menschen große Mengen raffinierter Kohlenhydrate konsumieren, steigt und fällt ihr Insulinspiegel schnell. Steigende Insulinspiegel veranlassen den Körper, Energie aus der aufgenommenen Nahrung zu speichern, was es weniger wahrscheinlich macht, dass der Körper gespeichertes Fett als Energiequelle verwendet. Wie bei jeder Diät ist es speziell bei der Atkins-Diät wichtig, die individuellen Bedürfnisse zu berücksichtigen und sich vor Beginn mit einem Arzt oder Ernährungsberater zu beraten, insbesondere wenn gesundheitliche Probleme bestehen.

Du siehst also anhand der Beschreibungen dieser verschiedenen Diätmuster, dass sie vorrangig zu Extremen tendieren und deswegen in den meisten Fällen langfristig nicht geeignet, ja oft sogar gesundheitsschädlich sind. Die meisten

Inder sind daher strikt gegen Diäten, die bestimmte Nahrungsmittel ausschließen, wie ich sie eben dargelegt habe. Das bringt mich nun zum Abschluss des Diätüberblicks zu zwei Optionen der Esskultur, die meines Erachtens keine Diätform per se im Sinne einer Crash-Diät sind, nämlich die vegetarische Ernährungsform und der Veganismus, da beide eine echte Lifestyle-Entscheidung und generelle Umstellung der Ernährungsgewohnheiten darstellen.

Vegetarische Ernährung

Viele Menschen wählen aus ethischen und gesundheitlichen Gründen die vegetarische Ernährungsform. Es gibt verschiedene Arten von Vegetariern: Lacto-Vegetarier, Obst-Vegetarier, Ovo-Lacto-Vegetarier, Vegetarier mit lebender Nahrung, Ovo-Vegetarier, Pesco-Vegetarier und Halbvegetarier. Studien der letzten Jahre haben gezeigt, dass Vegetarier ein geringeres Körpergewicht aufweisen, weniger oft an Krankheiten leiden und in der Regel eine längere Lebenserwartung haben als Menschen, die Fleisch essen.

In Indien leben über 70 Prozent aller Menschen als Vegetarier. Die Mehrheit der Vegetarier in meinem Geburtsland sind Lacto-Ovo-Vegetarier, das heißt, sie nehmen keine tierischen Lebensmittel außer Eiern, Milchprodukten und Honig zu sich. Und hier schließt sich der Kreis zu meinen einleitenden Worten zum Beginn dieses Kapitels betreffend den Begriff der Diät. Nämlich, dass wir in Indien eine »Diät« als eine Ernährungsform und als Teil unserer gesunden und langfristigen Ess- und Lebenskultur betrachten, aber diese niemals zur Anwendung bringen, um Gewicht zu verlieren.

Vegane Ernährung

Auch der Veganismus ist eher eine Lebensweise und Philosophie als eine Diät. Veganer essen nichts Tierisches und verzichten auch auf Eier, Milchprodukte und Honig. Veganer geben sich dem Veganismus normalerweise nicht nur aus gesundheitlichen Gründen hin, sondern wählen diese Ernährungsform auch aus ökologischen, ethischen und mitfühlenden Gründen. Viele Veganer sind – neben den Gründen, die sich natürlich gegen das Tierleid richten –, davon überzeugt, dass die modernen, intensiven Anbaumethoden schlecht für unsere Umwelt und auf lange Sicht nicht nachhaltig sind. Wenn jeder pflanzliche Nahrung zu sich nehmen könnte, würde die Umwelt davon profitieren, die Tiere würden weniger leiden, es würde mehr Nahrung produziert, und die Menschen würden im Allgemeinen eine bessere körperliche und geistige Gesundheit genießen.

Erkennst du den Unterschied? Vegetarisch und vegan leben kannst du, sobald du dich dafür entschieden hast, dein gesamtes Leben lang. Aber du kannst keinesfalls ständig und immer wieder von einer Extrem-Diät zur nächsten taumeln, denn das wird dein Organismus nicht aushalten und irgendwann komplett streiken.

Das Dilemma um den Diätwahn

Viele Menschen, mit denen ich mich über ihre Ernährungsgewohnheiten unterhalten habe, wissen im Grunde durchaus, dass gesundes Essen eine Notwendigkeit für sie ist. Aber diejenigen unter ihnen, die unbedingt rasch abnehmen wollen, sind immer zutiefst skeptisch, ob sie allein durch gesunde Nahrungsmittel ihr Wohlfühlgewicht tatsächlich erreichen können. Hast auch du etwa schon die »geniale« Idee gehabt, zuerst rasch eine Diät zu machen, viel abzunehmen und erst danach mit einer gesunden Ernährung zu beginnen? Das klingt auf den ersten Blick vielleicht nach einer großartigen Strategie im Sinne von »Ich nehme schnell ab und wechsle dann, wenn ich mit meinem Gewicht zufrieden bin, zu einem vernünftigen Ernährungsplan für die Zukunft«. Das Problem dabei: So funktioniert es leider ganz und gar nicht, wie der typische Diät-Zyklus nur zu augenscheinlich zeigt:

- Diät-Beginn
- Beschränkung
- Entbehrung
- Verlangen
- Nachgeben
- Schuldgefühle
- Neuerlicher Diät-Beginn

Du siehst, eine Diät ist niemals, absolut und hundertprozentig niemals, die Antwort auf deinen großen Abnehmwunsch! Eine Diät ist kein temporäres Outfit, das du ein paar Monate trägst und dann, wenn es dir nicht mehr zusagt, einfach ablegen kannst. Die meisten indischen Ernährungs-Wissenschaftler sind sich einig: Auf lange Sicht schadet eine Diät mehr, als sie nützt, und fördert die Gewichtszunahme, anstatt den Gewichtsverlust zu unterstützen, sie macht das Abnehmen also schwieriger, was nicht in deinem Sinn ist, oder?

1. Eine Diät lehrt dein Gehirn, deinen Körper zu ignorieren.
Um bei einem eingeschränkten Ernährungsplan erfolgreich abzunehmen, musst du dich darin üben, deinen Hunger und dein Verlangen zu ignorieren. Das Problem ist, dass Diätiker, die dies tun, auch das Bewusstsein dafür zu verlieren scheinen, wenn sie satt sind. Sie neigen dazu, massiv zu viel zu essen, sobald die Beschränkung aufgehoben wurde. Hunger- und Sättigungs-Signale nicht erkennen zu können, stellt ein ernstes Problem dar, wenn eine langfristige Gewichtsregulierung dein Ziel ist.

2. Du verlässt dich auf Umweltfaktoren, um zu entscheiden, was, wann und wie viel du essen möchtest.
Ohne interne Körpersignale, die ihre Essgewohnheiten steuern, verlassen sich Menschen auf Diät fast ausschließlich auf externe Hinweise, um zu bestimmen, wann, was und wie

viel sie essen sollen. Während du die Diät durchführst, ist dies kein Problem, da du täglich immer wieder bloß die Regeln des aktuellen Diätplans befolgen wirst. Sobald du die Diät aufgibst (und du wirst es unweigerlich tun), wirst du hunderten von Hinweisen aus deiner Umgebung ausgesetzt sein, die dich auffordern und verführen, wieder mehr und »schlechter«, das heißt, weniger überlegt, zu essen.

Dank ewig präsenter Werbemaßnahmen auf allen Kanälen, großer Essensportionen und dem Mangel an traditioneller Esskultur und -normen erhalten wir ständig verlockende Signale, dass wir doch mehr essen könnten und auch sollten. Unter diesen Umständen ist es selbst für einen Nicht-Diätiker schwierig, diesen Rufen zur Nahrungsaufnahme zu widerstehen. Aber für einen Diätiker, dem die interne Anleitung fehlt, auf die sich der Rest von uns verlässt, ist es fast unmöglich, durch diese Umgebung zu navigieren, ohne zu viel zu essen. Genau das ist einer der Gründe, warum so viele Menschen zunehmend übergewichtig werden. Die, die es sowieso schon sind, essen munter weiter, und diejenigen, die sich noch annähernd im Bereich des Normalgewichts befinden, erliegen ebenfalls oft diesem andauernden Sog des »Mehr-Essens«.

3. Eine Diät erschöpft deine Willenskraft.

Wenn du dich auf externe anstatt auf interne Hinweise verlässt, um dein Essverhalten zu kontrollieren, insbesondere wenn du versuchst, Gewicht zu verlieren und diesen Hinweisen zu widerstehen, entzieht dir jede mentale Ablehnung, die dir begegnet, ein Stück deiner Willenskraft. Willenskraft funktioniert schließlich nicht wie ein Ein- und Ausschaltknopf, sondern eher wie ein Muskel, der bei Überbeanspruchung müde werden kann, egal wie stark er den Tag begonnen haben mag. Das erhöht nicht nur die Wahrscheinlichkeit, dass du deinen Ernährungsplan über den Haufen werfen und zu viel essen wirst, sondern schwächt auch die

Willenskraft, die du brauchst, um in anderen Lebensbereichen zu funktionieren und erfolgreich zu sein.

4. *Eine Diät fördert den Was-zur-Hölle-Effekt.*
Sobald dir die Willenskraft für den Tag ausgeht, wirst du trotz deiner noch laufenden Diät mit großer Wahrscheinlichkeit dem »Was-zur-Hölle-Effekt« nachgeben, die Notfall-Ration Kekse aus deinem Geheimfach ziehen und im Zuge einer heftigen Heißhungerattacke gierig verschlingen. Essanfälle dieser Art können alle vorangegangenen Tage mit eingeschränktem Essenskonsum null und nichtig machen. Du fühlst dich dann einfach nur schlecht und deprimiert. Und was passiert, wenn du dermaßen unglücklich bist und dich als Versagerin oder Versager fühlst? Richtig, du greifst zum nächsten essbaren Seelentröster, und ein weiterer Trip in Richtung Hölle beginnt ...

5. *Eine Diät fördert den Ernährungszustand.*
Bei einer Diät in heutigen Zeiten geht es selten nur darum, weniger zu essen. Die meisten Gewichtsverlustpläne fokussieren heutzutage darauf, bestimmte Arten von Nährstoffen – Zucker, Kohlenhydrate, Gluten, Fett usw. – gegenüber anderen einzuschränken. Menschen, die sich in einer Diät befinden, lieben es, Lebensmittel entweder in »gute« oder »böse« einzuteilen, und vergessen dabei vollkommen, dass zu viel von beidem ein Problem darstellt!

6. *Eine Diät verlangsamt deinen Stoffwechsel.*
Es ist eine allgemein bekannte Tatsache, aber man kann es nicht oft genug wiederholen: Schneller Gewichtsverlust verlangsamt deinen Stoffwechsel, da es sehr schwierig ist, schnell Fett zu verlieren, ohne auch eine erhebliche Menge (metabolisch aktiver) Muskeln abzubauen. Das anschließende Überessen, das die meisten Diätiker erleben, fördert die Tatsache, dass mehr Fett als Muskeln wieder hinzugefügt

werden. Zu essen wie ein *»Foodist«*, also ein absoluter Genießer-Typ, verfolgt den umgekehrten Ansatz und fördert Verhaltensweisen, die den Stoffwechsel erhöhen, anstatt ihn zu verringern. Langsamer, aber stetiger Gewichtsverlust ist dann die glückliche Folge dieser Stoffwechselverbesserungen, sodass du mit deinem Körper arbeitest anstatt gegen ihn.

7. Eine Diät lenkt dich von dem ab, was tatsächlich funktioniert.
Wie wir bereits hinlänglich etabliert haben, wird eine Diät auf lange Sicht nicht funktionieren. Aber ein neuer Stil deiner Ess- und Lebenskultur, der sich auf eine Reihe angenehmer Gewohnheiten stützt, wird dich an dein Ziel des Wohlfühlgewichts bringen. Wenn du also eine Diät nach der anderen absolvierst, erschwerst du nicht nur das Erreichen deiner Ziele, sondern du verschwendest auch wertvolle Zeit und Energie, die du für jene Maßnahmen verwenden könntest, die dich tatsächlich unterstützen. Mein Tipp: Konzentriere dich darauf, zwei bis drei angenehme Gewohnheiten gleichzeitig zu entwickeln, bis sie in einen Automatismus übergegangen sind und widme dich dann den nächsten Gewohnheiten …

Warum ohne funktionierenden Stoffwechsel gar nichts geht

Der Stoffwechsel spielt bei deiner Gewichtsabnahme eine besondere Rolle. Unser Stoffwechsel oder Metabolismus ist die Grundlage aller lebenswichtigen Vorgänge in unserem Körper, es handelt sich dabei um einen sehr komplexen Prozess. Beim Stoffwechsel laufen alle biochemischen Vorgänge innerhalb unserer Körperzellen ab, in dem die Bestandteile der zugeführten Nährstoffe in den Zellen »verstoffwechselt« – also abgebaut, umgebaut und zu neuen Produkten aufgebaut – werden. Leider gibt es zahlreiche Gründe, warum dein Stoffwechsel verlangsamt, auch wenn du an sich gesund bist:

- Private oder berufliche Probleme
- Dauerstress am Arbeitsplatz oder zu Hause
- Kummer im Alltag
- Mangel an erhöhtem Bewusstsein
- Negative Emotionen
- Frust aus verschiedenen Gründen
- Einseitige Ernährungsgewohnheiten
- Zu viel Fastfood
- Bewegungsmangel

All das kann deinen Stoffwechsel massiv verlangsamen – das sehr bald sichtbare Ergebnis sind Fettpolster und Kummerspeck an Stellen, an denen du beides niemals haben wolltest. Es lohnt sich also, genau zu überlegen, welche der eben genannten Punkte auf dich zutreffen und dir Gedanken darüber zu machen, wie du deinen Stoffwechsel auf Trab bringst.

Wir Inderinnen und Inder kennen kaum Stoffwechselprobleme, daher sind die meisten von uns sehr schlank. Wie schon erwähnt, ziehen wir vegetarische, scharf gewürzte Nahrung vor. Zutaten wie Chili, Curry, Pfeffer, Kardamom und Ingwer heizen dem Stoffwechsel ordentlich ein und regen die Wärmeproduktion des Körpers an. Als Folge kommt man ins Schwitzen, und die Energie, die der Körper dafür aufbringt, killt als netter Nebeneffekt gleich ein paar Kalorien. Mach dir von heute an deinen Stoffwechsel zum Freund und schau einmal, was dann passiert.

Und bitte vergiss nicht: Die Antwort auf die Frage »Und jetzt eine Diät?« ist von nun an immer mit einem klaren *Nein* zu beantworten! Denn es gibt sehr viel genussvollere Wege, um abzunehmen …

Genussfakten zum Abnehmen

Jede Extrem-Diät ist eine einzige große Täuschung!

Diäten funktionieren nicht, denn sie sind niemals nachhaltig.

Ein gesundes und ausgewogenes Ess-Programm bringt dich zu deinem gewünschten Abnehmziel.

Dein Stoffwechsel ist dein bester Freund, sofern er funktioniert!

Vergiss das Thema Diät und beschreite den sanften indischen Weg!

Übe dich in der Selbstbeherrschung. Das Glück gehört dem, der sich selbst beherrschen kann.

Buddha

KAPITEL 4

Die Weisheit der indischen Esskultur

Diszipliniert und kontrolliert essen

Dieses Kapitel möchte ich mit einer Frage einleiten: »Weißt du eigentlich, *wie* du isst?« Natürlich ist mir dabei klar, dass du manierlich und elegant essen sowie perfekt mit Messer und Gabel umgehen kannst. Aber darum geht es nicht. Sondern um ein völlig anderes *wie,* nämlich um deine persönliche Herangehensweise an die Art und Weise deiner Nahrungsaufnahme.

Nimmst du dir regelmäßig Zeit zum Essen und speist du achtsam und bewusst? Oder sieht deine Mittagspause meist so aus, dass du schnell eine Packung Chips und ein Sandwich aus dem Automaten im Büro ziehst, dir eine Cola holst und all das an deinem Schreibtisch arbeitend hastig zu dir nimmst? Eventuell bist du ja auch der Typ, der auf dem Heimweg ein Take-Away-Gericht ersteht und es vor dem Fernseher sitzend hastig verspeist, weil der Bürotag wieder einmal zu spät geendet hat, um noch frische Nahrungsmittel einzukaufen? Glaub mir, alle diese Herausforderungen des modernen Arbeitslebens sind mir nur allzu gut bekannt. Umso wichtiger finde ich es, dir neue Gedanken und auch Handlungsmuster aus meinem Heimatland Indien nahezubringen, die dich langfristig, aber genussvoll, deinem Abnehmziel näherbringen. Wir Inder folgen nämlich einer völlig anderen Philosophie, was Essensrituale betrifft: In vielen indischen Haushalten ist das Essen – und nicht nur an Feiertagen wie in vielen westlichen Familien üblich – ein schönes, gemeinschaftliches Erlebnis. Wir nehmen uns immer die Zeit, bewusst zu essen, ohne Ablenkung durch das Fernsehen, die Beantwortung von WhatsApp-Nachrichten oder das Verfolgen von Social-Media-Kanälen. Diese volle Konzentration auf den Akt des Essens ermöglicht uns die bewusste und aktive Wahrnehmung des Geschmacks, der Textur und der spezifischen Aromen unserer Speisen und bewirkt gleichzeitig eine genussvolle Entschleunigung unseres Alltags. Vor allem aber kennen die meisten Inder und Inderinnen die Funktionsweise eines unserer wichtigsten Verdauungsorgane und wissen, was ihr Magen wann und wie benötigt, um optimal wirken zu können.

Wie gut kennst du deinen Magen?

Wir sagen doch alle oft: »Ich habe dabei ein sehr gutes Bauchgefühl« oder »Warum wir besser auf unseren Bauch hören sollten.« Ja, auf den Bauch hören wir doch immer wieder einmal oder bedauern im Nachhinein, eben nicht auf ihn gehört zu haben. Betreffend den Magen kenne ich eigentlich nur dieses Sprichwort »Liebe geht durch den Magen«, was natürlich auf verschiedenen Ebenen absolut zutrifft. Aber ansonsten lassen die Menschen in den westlichen Industrieländern ihren Magen nur allzu oft einfach links liegen. Vor allem auch deswegen, weil sie viel zu wenig über ihn und seine Funktionsweise wissen! Dabei wäre dieses Wissen für dich, was deine angestrebte Änderung deiner Essgewohnheiten betrifft, extrem wichtig! Wenn du dich im Sinne der indischen Esskultur ernähren willst, ist es auf jeden Fall unerlässlich, sich mit deinem Magen und seiner Wirkweise auseinanderzusetzen

Unser Magen ist ein sensibles Hochleistungsorgan, das uns bei der Verdauung unterstützt. Im Magen wird die Nahrung vorübergehend gespeichert, um sie später gleichmäßig in kleinen Mengen an den Darm zur weiteren Verdauung weiterzugeben. Gäbe es unseren Magen nicht, müssten wir unsere Nahrung über den Tag verteilt in vielen kleinen Portionen einnehmen, was im Alltag eine extreme Belastung darstellen würde!

Das Magenvolumen von Jugendlichen liegt bei ca. 1,2 Litern und von Erwachsenen bei ca. 1,5 Litern. Aber Achtung, jetzt kommt es: Durch ein regelmäßiges Zuviel an Nahrung wird dein Magen gedehnt! Und braucht in der Folge immer mehr und mehr Nahrung, was bei dir ein ständiges, nicht enden wollendes Hungergefühl auslösen wird. So nimmst du immer mehr Nahrung zu dir, und dein Magen dehnt sich weiter und weiter aus. Dieser ewige Kreislauf wird dich von deinem Abnehmziel definitiv weiter und weiter entfernen und kann darüber hinaus auch diverse Krankheitsbilder auslösen:

Die häufigsten Magen-Darm-Erkrankungen

Virale Magen-Darm-Infekte

Virale Magen-Darm-Infekte sind Virusinfektionen des Magen-Darm-Trakts, auch als Magen-Darm-Grippe bekannt. Diese ist eine häufige Ursache für Durchfall und Erbrechen. Die Erkrankung ist natürlich unabhängig davon, wie beansprucht der Magen durch die Nahrungsaufnahme ist.

Der »verdorbene« Magen

Der Begriff »verdorbener Magen« ist an sich kein medizinischer Begriff, sondern eher ein umgangssprachlicher Ausdruck. Er wird meist verwendet, um eine vorübergehende Magenverstimmung zu beschreiben, die durch verschiedene Faktoren verursacht werden kann. Meist handelt es sich dabei um Lebensmittelvergiftungen und Lebensmittelinfekte. Die Symptome eines »verdorbenen Magens« können Übelkeit, Erbrechen, Bauchschmerzen, Durchfall oder allgemeines Unwohlsein umfassen.

Entzündliche Darmerkrankungen

Die Symptome dieser Art von Darmerkrankungen sind Appetitlosigkeit, Bauchschmerzen sowie starke Krämpfe, wie auch Übelkeit, Erbrechen, Fieber, Durchfall, Schleim oder aber auch Blut im Stuhl.

Reizdarm
Menschen, die unter dem Reizdarmsyndrom (RDS) leiden, haben unbestimmte Bauchschmerzen sowie ein Gefühl des Unwohlseins. Weitere Symptome sind Stuhlunregelmäßigkeiten mit Verstopfung oder Durchfall sowie Blähungen und Völlegefühl. Es handelt sich dabei um eine relativ häufige Erkrankung, bei der die Funktion des Darms gestört ist, wobei keine strukturellen oder organischen Veränderungen nachweisbar sind. Das heißt, dass bei Menschen mit Reizdarmsyndrom der Darm empfindlich auf verschiedene Reize reagiert, was zu den genannten Symptomen führen kann. Die genauen Ursachen des Reizdarmsyndroms sind nicht vollständig klar, es ist jedoch davon auszugehen, dass genetische, umweltbedingte, psychologische oder auch immunologische Einflüsse dabei eine Rolle spielen.

Du siehst, es gibt viele verschiedene Möglichkeiten und Ursachen, deinem Magen seine Aufgabe, die Nahrung ideal aufzubereiten, zu erschweren. Dabei wäre es so einfach, das Auftreten all dieser möglichen Magen-Darm-Erkrankungen zu reduzieren oder sie sogar gänzlich zu vermeiden, wenn wir uns verstärkt dem Prinzip der Mäßigung zuwenden würden, wie dies die indische Ess- und Lebenskultur schon immer anrät und praktiziert. Damit meine ich nicht eine vollständige Kasteiung oder den permanenten Verzicht auf alle Nahrungsmittel, die Spaß machen und dir schmecken, sondern ich breche die Lanze für einen genussvollen und bewussten Mäßigungsprozess!

Gefahrenfaktor übermäßiges Essen

Konsequentes übermäßiges Essen kann zu einer ungesunden Gewichtszunahme und Fettleibigkeit führen. Wenn du mehr

Energie verbrauchst, als du durch Nahrung aufnimmst, erhält dein Körper Energie, indem er deine vorhandenen Fettreserven verbrennt. Wenn du durch Essen mehr Energie aufnimmst und über die Bedürfnisse deines Körpers hinaus isst, geschieht das genaue Gegenteil, und du baust Fettreserven auf. Laut den meisten Ayurveda-Ärzten Indiens liegt der Ursprung der meisten Krankheiten in der Welt im übermäßigen Essen. Übermäßiges Essen über den Hunger hinaus wird in Asien, speziell aber auch bei uns in Indien, wie folgt definiert: »Mehr essen als unser Körper verdauen kann!« Und das kann nun einmal nicht gutgehen! Unser Hauptproblem, insbesondere in den westlichen Ländern, heute ist es, dass unsere Verdauungskapazität abnimmt, während unser Essensverbrauch zunimmt!

Wobei dieses »übermäßige« Essen nicht unbedingt bedeuten muss, dass du gänzlich falsch isst oder zu viel isst. Denn wenn dein Magen zu einem bestimmten Zeitpunkt nicht in der Lage ist, das ihm Zugeführte entsprechend zu verdauen, dann kann sogar eine einzige Apfelscheibe, die du zu dir nimmst, zum Phänomen des übermäßigen Essens führen! Auf der anderen Seite bedeutet übermäßiges Essen auch nicht, grundsätzlich zu große Mengen zu essen, sondern diese großen Mengen zum falschen Zeitpunkt, wie zum Beispiel spät am Abend, zu sich zu nehmen! Am Abend zu viel zu essen, hat nicht nur langfristige negative Auswirkungen auf die Gesundheit und auf den Fettgehalt deines Körpers, sondern auch auf dein Wohlbefinden. Am nächsten Morgen wirst du dich dann nämlich müde, lustlos und oft auch gereizt fühlen. Keine ideale Ausgangssituation, um dynamisch und motiviert in den neuen Tag zu starten, nicht wahr?

Damit wir uns richtig verstehen – man kann eigentlich so viel essen, wie man eben zu einem bestimmten Zeitpunkt essen kann und will, *aber* man sollte dann auch unbedingt die nötige Kraft haben, diese Nahrung korrekt zu verdauen! Das bedeutet, deine Verdauungskraft muss in dem Moment, in dem du eine bestimmte Mahlzeit zu dir nimmst, aktiv und effizient sein. Und dazu kannst du einen wichtigen Beitrag leisten! Denn du musst dich deinem Magen und seiner Verdauungskraft nicht ausliefern, du kannst diese Kraft selbst aktiv und lebendig halten, indem du einen disziplinierten Lebensstil mit regelmäßigem Sport und ausgewogener Bewegung inklusive einer optimistischen Grundeinstellung anstrebst.

Sehr wichtig dabei ist es, zu begreifen, dass die Schwelle zwischen der richtigen Menge an Essen und übermäßigem Essen schon mit einem einzigen Bissen überschritten werden kann! Wenn du es genau an diesem Punkt nicht schaffst, mit dem Essen aufzuhören, ist es zu spät! Was bedeutet, dass du danach vier bis fünf Mal mehr an Essensmenge zu dir nehmen wirst, als die Kapazität deines Magens verdauen kann. Ich gehe in diesem Kapitel noch näher darauf ein, wie du diesen »Point of no Return« betreffend deiner Essensmengen rechtzeitig erkennst!

Finger weg von regelmäßigem Übergenuss

Wir unterscheiden betreffend das Überessen zwischen dem zwanghaften und regelmäßigen Überessen und einem ab und zu vorkommenden intensiven Übergenuss, der zum Beispiel nach einem Abend in geselliger Runde mit Freunden oder nach größeren Feierlichkeiten auftreten kann. Im zweiten Fall gibt es einige effektive Möglichkeiten, um deinen Magen zu beruhigen, nachdem du dir einmal zu viel an Kulinarik gegönnt hast. Dazu gehören zum Beispiel langes Ausschlafen, Spazierengehen, Kräutertee trinken, das Trinken eines Glases mit Wasser, dem du Apfelessig zusetzt, das Trinken von Kurkuma mit heißem Wasser, Sport oder Yoga. Nimm am Morgen nach dem intensiven Ess-Abend ein gesundes kleines Frühstück zu dir und vermeide es vor allem, Mahlzeiten zu überspringen, auch wenn du keinen Hunger hast. Solltest du dich jedoch eher in der ersten Kategorie des regelmäßigen zu viel Essens wiederfinden, ist es höchste Zeit, dir Gedanken über die Nebenwirkungen von übermäßigem Essen zu machen, die da sind:

- Essattacken oder unkontrolliertes Essen, auch wenn du nicht hungrig bist
- viel zu schnell essen
- wegen Scham und Verlegenheit ob deines Essverhaltens lieber allein essen
- Schuldgefühle durch übermäßiges Essen
- Depressionen oder Stimmungsschwankungen.

Aber es ist nie zu spät, neue, gesunde Handlungsmuster in dein Leben zu integrieren und alle diese unangenehmen Phänomene auch wieder loszuwerden!

Das (indische) Geheimnis der USCH

Dein Magen ist anatomisch gesehen ein dehnbarer, elastischer Muskelsack und etwa faustgroß, kann sich aber bis auf eine über fünfzehnfache Größe ausdehnen! Du kannst deinen Magen jedoch permanent »klein halten«, indem du deine Essgewohnheiten optimierst, umstellst, oder am besten gleich ganz neu anlegst. Es geht dabei schlicht und ergreifend darum, neu zu lernen, deinen Magen optimal zu trainieren, indem du rechtzeitig aufhörst, zu essen, bevor die bereits erwähnte Schwelle oder Grenze des übermäßigen Essens erreicht wird! Das ist von höchster gesundheitlicher Relevanz: Denn wenn es dir gelingt, diese wichtige Regel der indischen Esskultur zu beherzigen, wirst du deine Abnehmziele geradezu spielend erreichen!

Ich schreibe in diesem Zusammenhang ganz bewusst, dass es darum geht, *neu* zu lernen, deinen Magen entsprechend zu konditionieren. Du konntest das nämlich schon einmal, direkt nach deiner Geburt und einige Jahre danach, bevor die Herausforderungen des Lebens und des

Erwachsenwerdens über dich hereinbrachen und dein natürliches System durcheinanderbrachten. Gesunde Babys verfügen über den untrüglichen Instinkt, immer exakt die passende Menge an Nahrung zu sich zu nehmen, und sie wissen genau, wann sie genug haben. Neugeborene haben ihren ureigenen Rhythmus, sie wollen ihr Essen dann haben, wann sie wollen und dies für richtig befinden, egal, wie umständlich oder kompliziert das für ihre Mutter gerade sein mag. Nachdem sie die für sie passende Menge bekommen haben, werden sie keinen einzigen Löffel an Nahrung mehr akzeptieren oder keinen weiteren Schluck mehr trinken. Sie wissen einfach, wann die ideale Menge erreicht ist und haben nicht das geringste Interesse an Übergenuss. Wir Erwachsenen können davon viel lernen, sollten versuchen, uns zu erinnern, um diese Urinstinkte wieder aufleben zu lassen und ein regelmäßiges Überschreiten der Überessens-Schwelle unbedingt vermeiden!

Diese »Überessens-Schwelle«, USCH genannt, definiert sich bei jedem Menschen unterschiedlich je nach Alter, der Intensität der täglichen Bewegung, dem Anteil an regelmäßigen Sporteinheiten, der Art der Arbeit, dem Stresslevel, der Tageszeit und sogar der Jahreszeit. Das mag komplex klingen, aber keine Sorge, es ist gar nicht so schwierig, deine individuelle Überessens-Schwelle zu identifizieren. Dafür brauchst du auch keinen Arzt hinzuzuziehen oder dich umfangreichen Testprozessen von Blut, Urin oder Stuhl auszusetzen.

Das Geheimnis, optimal Nahrung aufzunehmen, ohne die USCH zu überschreiten, liegt darin, diszipliniert vier Mal pro Tag im richtigen Moment zu essen, außerhalb dieser fixen Mahlzeitblöcke absolut *nichts* zu essen und dabei genau auf die Essensmenge zu achten und sich ausreichend Zeit für das Essen zu nehmen!

Indisches Ritual Nummer eins: Empfohlene Essenszeiten einhalten

- Nimm dein Frühstück zwischen 6.30 und 7.30 Uhr zu dir.
- Plane das Mittagessen zwischen 12.00 und 13.00 Uhr ein.
- Gönne dir am Nachmittag eine Tee- oder Kaffeepause zwischen 15.30 und 16.00 Uhr.
- Lege das Abendessen in die Zeit zwischen 18.30 und 19.30 Uhr.

Indisches Ritual Nummer zwei: Vorbereitung zum Essen

- Schalte dein Smartphone auf stumm und lege es zur Seite.
- Mach den Fernseher oder dein Notebook aus.
- Wasch dir die Hände.
- Benutze vorzugsweise kleine Teller. Es ist wissenschaftlich erwiesen, dass wir von kleineren Tellern weniger Nahrung zu uns nehmen als von größeren.
- Bestimme die Portionsgröße immer selbst und lass nicht dein Umfeld darüber entscheiden, wie viel du isst.
- Lege dir eine kleine Portion, in etwa die Hälfte der Menge, die du normalerweise essen würdest, auf den Teller.
- Nimm auf deinem Stuhl eine bequeme Position ein – iss niemals stehend, beim Spaziergehen oder beim Laufen.

Indisches Ritual Nummer drei: Diszipliniert und kontrolliert essen

- Trinke ein halbes Glas Wasser.
- Fange an, ganz langsam zu essen, und nimm zu Beginn nur kleine Bissen zu dir.
- Kaue die Nahrung langsam und bewusst.
- Benutze dazu den ganzen Mund, kaue sorgfältig und nicht nur auf einer Seite deines Kiefers.
- Warte, bis dein Mund vollkommen leer ist, bevor du das Essen auf deinem Teller mit der Gabel oder dem Löffel für den nächsten Bissen berührst. Falls du dies dennoch

tust, isst du viel zu schnell und befindest dich bereits im Zustand des »Überessens«.

- Iss mit allen deinen Sinnen und denke dabei daran, wie das Essen dich nährt.
- Falls du noch mehr essen willst, legst du dir erst jetzt die zweite Portion auf deinen Teller. Aber zwinge dich nicht, alles aufzuessen – lass den Rest ruhig auf dem Teller liegen. Wenn du dies regelmäßig praktizierst, wirst du nach spätestens zehn Tagen überhaupt kein Bedürfnis mehr verspüren, dir die zweite Hälfte der Portion noch aufzutun.

Indisches Ritual Nummer vier: Nach dem Essen

- Bleib nach der Beendigung deiner Mahlzeit noch zwei bis drei Minuten am Tisch sitzen und stürze dich nicht sofort in die nächste Aktivität.
- Du kannst – falls er dich stört – lediglich deinen leeren Teller zum Spülbecken oder Geschirrspüler bringen. Aber kehre danach zum Tisch zurück und lasse das Erlebnis der Mahlzeit in dir nachwirken.
- Mache erst danach dein TV-Gerät, dein Smartphone oder dein Notebook wieder an.

Ja, es mag zu Beginn ungewohnt sein, beim Essen nicht die Nachrichten zu verfolgen oder einen Krimi anzusehen, keine Social-Media-Kanäle zu konsultieren oder der besten Freundin, dem besten Freund, Updates über WhatsApp zu senden, wie du das ja vielleicht zwischen zwei Bissen machst. Aber ich lege dir wirklich ans Herz, diese neuen Essrituale zwei Wochen lang in deinen täglichen Ablauf zu integrieren. Ich verspreche dir, sie werden sich bald zu einer liebgewordenen Routine entwickeln, die du nicht mehr missen willst, da sie deinen Alltag und deine Essenspausen strukturieren und entschleunigen. Du wirst auf diese Weise sehr bald feststellen, dass dein Appetit sich völlig neu und anders programmiert und jegliche Heißhungeranfälle der Vergangenheit angehören.

Genussfakten zum Abnehmen

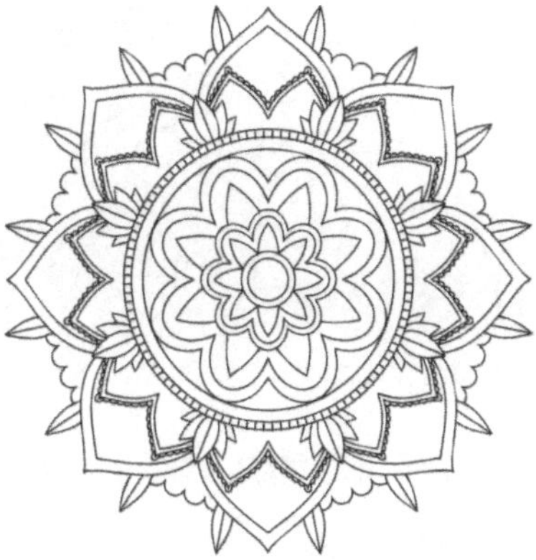

Lerne die Funktionsweise deines Hochleistungsorgans »Magen« kennen und richte deine Art und Weise zu essen danach aus.

Diszipliniert und kontrolliert essen gemäß der Weisheit der indischen Esskultur ist ein spannender neuer Lernprozess, dem du dich öffnen solltest!

Wer achtsam und bewusst isst, spart eine große Menge an Kalorien ein.

Beachte und zelebriere die vier indischen Rituale rund um deine Essgewohnheiten.

Und um den Genuss nicht ganz zu vergessen: Ausnahmen sind akzeptabel, dürfen aber nicht zur Regel werden!

Die Welt hat genug für jedermanns Bedürfnisse, aber nicht für jedermanns Gier.

Mahatma Gandhi

KAPITEL 5

Fernöstliches Denken und Handeln gefragt

Bewusst und gesund essen

Wir haben uns im vorigen Kapitel im Detail angesehen, *wie* du optimal essen und dabei trotzdem genießen kannst. Nun geht es darum, *was* du isst und wie du jene Nährstoffe, die für deine Gesundheit speziell wichtig und unerlässlich sind, wirksam, aber auch genussvoll, in deine Nahrungsplanung integrierst. Für exzellente Gesundheit und entsprechende Fitness benötigt unser Körper nun einmal viele unterschiedliche Nährstoffe, dieser Aspekt wird in der »westlichen« Küche oft nicht ausreichend berücksichtigt oder sogar vollkommen ignoriert. Die indische Küche hingegen verwendet traditionell eine breite Palette von Lebensmitteln, darunter eine Vielzahl von Gemüsen, Hülsenfrüchten, Getreidesorten, Nüssen und Früchten. Diese Vielfalt sorgt automatisch dafür, dass durch diese Ausprägung der indischen Esskultur eine breite Palette von Nährstoffen automatisch abgedeckt wird. Wobei die meisten Menschen in Indien aber auch tiefgehendes Wissen darüber haben, wie sie die verschiedenen Nahrungsmittel ideal kombinieren können, um ihre Nährstoffbedürfnisse perfekt abzudecken.

Oft stelle ich hier in Deutschland in meinen Gesprächen mit Menschen zum Thema Ernährung leider fest, dass die meisten keine oder nur sehr geringe Kenntnisse darüber haben, welche Nährstoffe es gibt und wie sie funktionieren. Falls du auch dazu gehören solltest, ist das durchaus verständlich, denn wir werden heutzutage auf allen möglichen Kanälen, vor allem über die sozialen Medien, mit einer derartigen Fülle an Informationen zum Thema Ernährung und Abnehmen überflutet, dass es fast unmöglich ist, den Überblick zu behalten. Angesichts dieser Informationsvielfalt kann es extrem schwierig sein, genaue und relevante Informationen über die richtige und passende Ernährung aus der Masse herauszufiltern. Ein weiterer Faktor, der zur Verwirrung beiträgt, ist natürlich auch die Lebensmittelindustrie, die mit ihren überzeugenden und verlockenden Werbemaßnahmen zahlreiche Produkte als gesund und nährstoffhaltig propagiert, bei denen es sich eindeutig um verarbeitete Lebensmittel handelt und die sicher nicht die idealen Nährstoffquellen sind. Ich gebe zu, es ist definitiv nicht leicht, alle diese Zusammenhänge zu erkennen und in der Tiefe zu verstehen, wie bestimmte Nährstoffe zu deiner guten Gesundheit beitragen. Deswegen ist es mir ein Anliegen, dir am Beginn dieses Kapitels darüber einen generellen Überblick zu geben.

Ohne Nährstoffe geht gar nichts

Nährstoffe sind essenzielle Bestandteile von Lebensmitteln, die dein Körper benötigt, um zu funktionieren. Wir unterscheiden dabei die folgenden Hauptnährstoffe:

- Kohlenhydrate
- Proteine (Eiweiße)
- Fette
- Vitamine
- Mineralien
- Wasser

Um uns im »Dschungel« dieser Nährstoffe zurechtzufinden, ist es als erstes einmal wichtig, zu verstehen, dass wir zwischen essenziellen und nicht-essenziellen Nährstoffen unterscheiden müssen. Essenzielle bzw. existenzielle Nährstoffe sind jene, die der Körper nicht selbst bilden kann und daher auf deren Zufuhr von außen, also durch unsere Nahrung, angewiesen ist. Diese Nährstoffe sind lebenswichtig. Nicht-essenzielle Nährstoffe sind solche, die für den Körper zwar wichtig sind, auf deren externe Zufuhr er jedoch nicht angewiesen ist. Sie können problemlos durch die Verstoffwechselung anderer Substanzen hergestellt werden.

Unsere Haupt-Nährstoffe und ihre Wirkung

1. Kohlenhydrate

Ohne Kohlenhydrate geht gar nichts: Sie liefern Energie für unseren Körper und unser Gehirn. Im Triumvirat mit Fett und Eiweiß machen sie den Großteil unserer Nahrung aus. Der Hauptbestandteil von Kohlenhydraten ist Zucker, der im Magen und im Darm zu Glucose umgewandelt wird. Diese Glucose benutzt der Körper als Energiedepot. Großer Vorteil von Kohlenhydraten gegenüber Fett: Sie haben bei gleicher Leistung weniger Kalorien! Betreffend die Kohlenhydrate existiert ein ewiger Mythos, nämlich dass sie dick machen! Man kann diese Aussage jedoch nicht pauschal treffen, denn es kommt dabei auch immer auf die Energiebilanz des gesamten Tages an. Außerdem spielt auch die Tageszeit, zu der du Kohlenhydrate konsumierst, eine tragende Rolle und entscheidet darüber, ob sie sofort auf deine Hüften wandern oder eben nicht.

2. Proteine (Eiweiße)

Protein ist lebensnotwendig für eine gute Gesundheit. Wir benötigen Eiweiß, damit unser Hormonhaushalt reibungslos funktioniert, damit wir Muskeln und Enzyme aufbauen können. In Kombination mit Fett und Kohlenhydraten ist Eiweiß der Motor, damit unser Körper gut arbeitet. Außerdem sind Proteine wichtig für Herz, Gehirn und Muskeln, aber auch für Haut und Haare. Deswegen müssen wir unserem Körper täglich eine Mindestmenge an Eiweiß aus pflanzlichen und tierischen Lebensmitteln über unsere Ernährung zur Verfügung stellen.

Laut der Deutschen Gesellschaft für Ernährung (DGE) sollten Erwachsenen täglich 0,8 Gramm pro Kilogramm Körpergewicht Eiweiß über Nahrungsmittel zu sich nehmen. Ein kleines Rechenbeispiel: Ein 70 Kilogramm schwerer Mensch braucht daher 56 Gramm Protein pro Tag. Wer drei Mahlzeiten am Tag isst, sollte darauf achten, dass jede etwa 18 Gramm Protein enthält.

Wer Muskelmasse aufbauen will, braucht mehr Eiweiß, doch mit der eben errechneten Mindestmenge können wir alle lebensnotwendigen Funktionen im Körper aufrechterhalten und Organe und Immunsystem keinen Schaden nehmen.

Proteine haben noch viele weitere wichtige Funktionen in unserem Körper:

- **Eiweißreiche Ernährung unterstützt beim Abnehmen:** Natürlich hat auch Eiweiß Kalorien, doch die braucht unser Körper: Nehmen wir 100 Kalorien aus Eiweiß zu uns, brauchen wir24 davon für die Verdauung. Das Ergebnis: Diese Kalorien werden nicht am Bauch oder an den Hüften eingelagert. Ein weiterer Vorteil ist, dass wir nicht so schnell wieder Hunger haben. Um hochwertiges Protein in ausreichender Menge zu verdauen, braucht unser Magen bis zu acht Stunden! Und in dieser Zeit signalisiert er unserem Gehirn, dass er keinen Nachschub braucht; wir fühlen uns satt und haben keinen Bedarf nach weiterer Nahrung.
- **Proteine sind wichtig für den Muskelaufbau:** Wer ordentliche Muskeln will, braucht Eiweiß. Um sie aufzubauen, benötigen wir natürlich auch Kohlenhydrate und Fette, doch um die Muskelmasse zu halten, brauchen wir Eiweiß. Wer Krafttraining betreibt, um gezielt Muskeln aufzubauen, sollte täglich etwa 1,6 Gramm Protein pro Kilogramm Körpergewicht verzehren.

3. Fette

Warum essen wir so gern fette Speisen? Pommes, Schnitzel, fetten Schweinebraten? Ganz einfach: Fett ist ein Geschmacksverstärker. Das ist aber oft Teil unseres Abnehm-Dilemmas. Aber glaube mir, man kann auch mit wenig Fett äußerst geschmackvolle Gerichte zubereiten. Lange Zeit wurde Fett generell als Dickmacher verteufelt. Dabei braucht es der Körper einerseits, um bestimmte Vitamine aufschlüsseln zu können (Vitamin A, D, E, K) und andererseits als schützende Isolationsschicht. Man unterscheidet zwischen »guten« (ungesättigte Fettsäuren; z. B. Nüsse/Samen, Fisch, Olivenöl) und »schlechten« Fetten (gesättigte Fettsäuren; z. B. Butter, Frittierfett). Erstere wirken sich nicht negativ auf den Cholesterinspiegel aus, sondern werden vom Organismus zum Aufbau von Körperzellen eingesetzt. Eine gesunde Ernährung – auch im Sinne der indischen Esskultur – sollte diese deshalb regelmäßig enthalten

Empfehlungen der Deutschen Gesellschaft für Ernährung:

- Auf pflanzliche Fette und Öle zurückgreifen, sie enthalten viele ungesättigte Fettsäuren. Trotzdem sparsam verwenden, da sie genauso viele Kalorien wie tierische Fetteenthalten.
- Tierische Fette sind reich an gesättigten Fettsäuren, die unserem Körper nicht guttun, daher so weit wie möglich meiden (Ausnahme: fettreicher Fisch, zum Beispiel Lachs).
- Dünnflüssiges Fett enthält mehr ungesättigte Fettsäuren als dickflüssiges Fett.
- Butter, Margarine oder Ölen nur sparsam einsetzen. 40 Gramm Butter enthalten rund 320 kcal, die gleiche Menge Pflanzenöl 360 kcal.
- Wurst, Käse, Kuchen oder (Salat-)Soßen enthalten viel verstecktes Fett, daher nur in Maßen verzehren.

Beim Kochen nur wenig Fett einsetzen und fettarme Zubereitungsarten wie Dünsten oder Grillen bevorzugen. So wirkt Fett in unserem Körper

Laut Professor Dr. Johannes Erdmann, Internist und Leiter der Ernährungsmedizin an der Hochschule Weihenstephan-Triesdorf, gilt: »Das Fett aus der Nahrung wird nach der Verdauung im Dünndarm über die Lymphe ins Blut und damit zu den Geweben transportiert.« Überschüssiges Fett wird in den Fettzellen gespeichert und dient dem Körper als Reserve für schlechte Zeiten. »In der Evolutionsgeschichte war das ein entscheidender Überlebensvorteil«, sagt der Ernährungsmediziner in der Apotheken-Rundschau vom Februar 2023. »Heute führt die Überernährung zu großen Fettdepots, die dauerhaft erhalten bleiben, weil in den meisten Ländern der Erde glücklicherweise keine längeren Hungerphasen mehr bestehen.«

Um dem Körper die optimale Ernährung zukommen zu lassen, empfehlen die Fachgesellschaften für Deutschland, Österreich und der Schweiz folgende tägliche Aufteilung der Makronährstoffe auf die tägliche Lebensmittelauswahl:

- Kohlenhydrate: 50 bis 55 Prozent
- Proteine (Eiweiß): 10 bis 15 Prozent
- Fett: ca. 30 Prozent

4. *Vitamine*

Vitamine sind organische Substanzen von Pflanzen und Tieren. Sie sind wichtig, um Krankheiten abzuwehren und gesund zu bleiben. Vitamine kommen in unserer Nahrung, vor. Der Körper kann sie nicht alle oder nicht vollkommen selbst herstellen. Es gibt 13 Vitamine: Vitamin A, C, D, E, K und die B-Vitamine (Thiamin, Riboflavin, Niacin, Pantothensäure, Biotin, Vitamin B6, Vitamin B12 und Folsäure). Wir brauchen Vitamine, damit unser Stoffwechsel funktioniert, sie helfen dabei, Kohlenhydrate zu verwerten, aber auch Proteine, indem sie sie verarbeiten und so für die

Energiegewinnung aufbereiten. Jedes Vitamin spielt eine andere Rolle im Körper, und wenn du nicht genug davon zuführst, kann dieser Mangel zu Gesundheitsproblemen und Krankheiten führen. Vitamine sind auch wichtig für ein gesundes Sehvermögen, für die Haut und die Knochen. Vitamine können das Risiko für Lungen- und Prostatakrebs verringern und sind starke Antioxidantien. Vitamin C stärkt das Immunsystem und beschleunigt den Heilungsprozess. Wenn du abwechslungsreich und ausgewogen Gemüse und Obst in deinen Speiseplan integrierst, kannst du auf zusätzliche Vitaminpräparate vollkommen verzichten.

5. *Mineralien*

Mineralien sind anorganische Nährstoffe, die unser Körper nicht selbst herstellen kann; wir müssen sie also über die Nahrung aufnehmen. Bei diesen Mineralstoffen handelt es um über 20 Elemente, die im Körper vorkommen und eine wichtige Rolle spielen. Wir kennen Mengen- und Spurenelementen. Zu letzteren gehören unter anderem Eisen, Zink, Selen, Jod und Fluorid. Mineralien sind wichtig für Knochen, Zähne, Hormone und Blutzellen, Gewebespannung oder Reizübertragung. Wichtige Mineralien sind: Calcium, Magnesium, Kalium, Natrium, Chlorid und Phosphor.

6. *Wasser*

Wasser ist der Rohstoff des Lebens! Wir können wochenlang ohne Essen auskommen, aber ohne Wasser können wir nicht lange durchhalten. Jeder Organismus besteht zu einem gewissen Prozentsatz aus Wasser, und er braucht Wasser zum Überleben. Unser Körper besteht zu etwa zwei Dritteln aus Wasser. Unser Körper braucht Wasser, um Blut oder Harn zu transportieren, um Schadstoffe über den Schweiß ausscheiden zu können oder Stoffe zu den Zellen zu transportieren. Du solltest also mindestens zwei Liter Wasser pro Tag trinken. Das ist wichtig, denn eine regelmäßige

Wasserzufuhr verbessert deine Gehirnfunktion und damit auch deine Stimmung. Es wirkt als Stoßdämpfer und Schmiermittel im Körper und hilft dabei, Giftstoffe auszuspülen, Nährstoffe zu den Zellen zu transportieren und den Körper vor Verstopfung zu schützen. Wassermangel im Körper kann zu Dehydration führen. Und bereits eine leichte Dehydration kann dazu führen, dass du dich müde fühlst und deine Leistungsfähigkeit sinkt. Dehydrierte Haut neigt außerdem dazu, Falten zu bilden. Denn wenn dem Körper Wasser fehlt, reduziert er zuerst das Wasser in den Hautzellen, was die Haut schlaff und müde aussehen lässt. Doch diesem Prozess kannst du entgegenwirken, indem du genügend Wasser pro Tag trinkst, damit deine Haut straff und fest bleibt. Die Menschen in Indien wissen das und sorgen für regelmäßige Wasserzufuhr, um ihren Körper in Balance zu halten. Bei uns in Indien nennen wir Wasser nicht ohne Grund das »Elixier des Lebens«!

Der Ursprung unserer Nährstoffe

Sehen wir uns nun noch genauer an, welches die nährstoffhaltigsten Lebensmittel sind und was sie ausmacht: Nährstoffreiche Lebensmittel zeichnen sich dadurch aus, dass sie nicht nur Makronährstoffe – Kohlenhydrate, Proteine und Fette –, sondern insbesondere interessante Mengen an Mikronährstoffen enthalten. Dazu gehören Vitamine, Mineralstoffe, Spurenelemente und im weiteren Sinne auch die sekundären Pflanzenstoffe. Gerade letztere machen aus Lebensmitteln oft Heilmittel, denn sie wirken antioxidativ, das heißt, sie schützen unsere Körperzellen, sind entzündungshemmend, krebsfeindlich und blutreinigend. Nährstoffreiche Lebensmittel können daher Krankheiten vorbeugen bzw. Heilprozesse fördern.

a. Kohlenhydratreiche Lebensmittel

Klassische Kohlenhydrat-Lieferanten sind Getreidesorten-wie Weizen, Roggen, Hafer, Reis, Mais und die daraus hergestellten Lebensmittel wie Nudeln oder Brot. Wer lieber auf Hülsenfrüchte setzt, sollte sich an Linsen, Erbsen und Bohnen halten; sie enthalten besonders viele Kohlenhydrate.

b. Proteinhaltige Lebensmittel

In den folgenden Lebensmittelgruppen sind viele proteinreiche Lebensmittel zu finden:

- Fleisch
- Fisch
- Eier
- Milch und Milchprodukte
- Hülsenfrüchte
- Getreide
- Nüsse und Kerne
- Soja-Produkte

c. Fetthaltige Lebensmittel

Folgende Lebensmittel enthalten besonders viele gesunde Fette:

- Olivenöl, Rapsöl, Hanföl, Leinöl
- Walnussöl oder auch ganze Walnüsse
- Chia-Samen oder als regionale Alternativen Leinsamen und Sonnenblumenkerne
- Oliven, Avocados

d. Vitaminreiche Lebensmittel

- Vitamin B1: Schweinefleisch, Erbsen, Vollkornprodukte
- Vitamin B2: Milchprodukte, Käse, Fleisch, Fisch, Brokkoli
- Vitamin B3 (Niacin): Leber, Fleisch, Ei, grünes Blattgemüse
- Vitamin B5 (Pantothensäure): Leber, Sonnenblumenkerne, Pilze

- Vitamin B6: Fleisch, Milch, Avocado, Banane, Kartoffeln, Walnüsse
- Vitamin B7 (Biotin): Hefe, Leber, Eigelb, Linsen
- Vitamin B9 (Folat): Orangen, Salat, Kohl, Spinat, Vollkornprodukte
- Vitamin B12: Fleisch, Leber, Ei, Fisch, Milchprodukte
- Vitamin C (Ascorbinsäure): Schwarze Johannisbeere, Sanddorn, Paprika, Grünkohl, Brokkoli, Zitrusfrüchte
- Vitamin D: fette Fischsorten (Aal, Lachs) – Vitamin D kann vom Körper mit Hilfe von UV-Einstrahlung selbst hergestellt werden
- Vitamin E: Nüsse, pflanzliche Öle, Butter, Ei
- Vitamin K: Spinat, Kohl, grüner Salat, Brunnenkresse

e. Mineralhaltige Lebensmittel

- Kalium: Enthalten in Spinat, Bananen, Grünkohl, Sellerie, Beerenobst, Auberginen, Birnen.
- Calcium: Enthalten in grünem Gemüse wie Grünkohl, Brokkoli, Spinat oder Porree.
- Eisen: Enthalten in grünem Blattgemüse wie Spinat, Grünkohl, Brokkoli, Feldsalat und Endiviensalat.
- Magnesium: Enthalten in Vollkorn und Vollkornprodukten, Vollkornreis (Vollkornreis, Naturreis), grünem Gemüse.
- Kupfer: Enthalten in Fisch, Nüssen, Samen, Vollkornprodukten, Kakao und Innereien wie Leber.
- Mangan: Enthalten in Getreideprodukten aus Vollkorn, z. B. Haferflocken, Weizenkeime, und in grünem Blattgemüse, z. B. Spinat, Früchte, Blaubeeren.
- Chrom: Enthalten in Miesmuscheln und Garnelen, Pilzen wie Champignons, Gemüse wie Tomaten, Brokkoli, Rosenkohl, Gurken, Spinat und Kopfsalat.

f. Wasserhaltige Lebensmittel

Folgende Lebensmittel haben einen hohen Wassergehalt:

- Salatgurke – 97 Prozent

- Wassermelone – 96 Prozent
- Kopfsalat – 95 Prozent
- Tomaten – 95 Prozent
- Molke – 94 Prozent
- Radieschen – 94 Prozent
- Rhabarber – 93 Prozent
- Spargel – 93 Prozent

Die Grundregeln der Nährstoffzufuhr

Wenn du bei der Nährstoffzufuhr einige Grundsätze beachtest, um deine individuellen Ernährungsbedürfnisse zufriedenzustellen, ist es relativ einfach, gesund und fit zu bleiben:

- **Iss möglichst regionale Produkte,** ideal wären frische Lebensmittel direkt vom Bauern aus der Region, ganz nach dem gängigen Trend »lokal statt global«. Mir ist klar, dass es vor allem für die Städter unter meinen Lesern und Leserinnen nicht einfach ist, Produkte aus der Region zu beschaffen. Aber es gibt in deiner Gegend sicher einen Wochenmarkt oder Bauernmarkt, auf dem du dir regelmäßig frische Zutaten besorgen kannst. Das ist wichtig, denn frische Produkte sind geschmacklich und gesundheitlich vorteilhafter als tiefgefrorene oder eingekochte Lebensmittel, in denen entsprechend weniger Nährstoffe und Vitamine stecken. In meiner Heimat Indien existiert eine Vielzahl von regional ausgeprägten Küchen mit unterschiedlichen Schwerpunkten auf bestimmte Lebensmittel, die es nur in dieser Region gibt und die dadurch immer frisch und voller Nährstoffe auf den Tisch kommen können!
- **Versuche auf jeden Fall, mindestens einmal pro Tag ein frisch zubereitetes Essen zu dir zu nehmen.** Es gibt zahlreiche Gerichte, die sehr schnell, innerhalb von zehn bis zwanzig Minuten, zubereitet werden können. In Kapitel neun werde ich darauf noch näher eingehen. Insbesonde-

re für deine Kinder ist frisch gekochtes Essen sehr wichtig, um sie mit allen für sie bedeutsamen Nährstoffen und Vitaminen zu versorgen. Ich rate dir, zur Zubereitung möglichst einen Schnellkochtopf zu verwenden, damit deine Nahrungsmittel vitaminreich bleiben. Vom Nebeneffekt der Zeit- und Energieeinsparung gar nicht erst zu reden.

- Es ist ernährungswissenschaftlich bewiesen, dass Gerichte, die in kleinen Mengen gekocht werden, einen besseren Nährstoffgehalt beinhalten. Deine Grundregel sollte es daher sein, **relativ kleine Mengen zu kochen,** sie benötigen weniger Kochzeit. Bei der Zubereitung von größeren Mengen ist die Kochzeit länger und der Verbrauch von Öl und Hitze in Relation sehr viel höher. Deswegen ist auch ein zu Hause frisch gekochtes Essen im keiner Weise vergleichbar mit dem Essen in einem Restaurant.
- Hast du gewusst, dass Obst und Gemüse viele Vitamine verlieren, wenn sie zu klein geschnitten werden? Die Grundregel dabei lautet: je mehr Oberfläche frei wird, desto höher ist der Verlust an Nährstoffen! Deswegen solltest du **Obst wie Äpfel, Birnen, Pflaumen, Mango immer im Ganzen essen.** Große Früchte wie Melonen oder Ananas musst du natürlich etwas zerkleinern, aber achte auch dabei darauf, relativ große Stücke zurechtzuschneiden. Ich weiß, die extrem kleingeschnittenen und in dünne Folien verpackten Obstportionen oder Salate aus dem Supermarkt für die schnelle Mittagspause sind sehr praktisch, sie haben nur leider sehr wenig Nährwert. Du solltest sie also nur in Ausnahmefällen zu dir nehmen. Außerdem entsteht dadurch Verpackungsmüll, der entsorgt werden muss. Ich empfehle dir auch, Gemüse- und Obstsäfte nur in Ausnahmefällen zu trinken, denn sie haben nur wenig Nährstoffe zu bieten. Der bei so vielen Menschen extrem beliebte »Entsafter« ist für mich eine eher unnötige Küchenmaschine, die nichts anderes tut, als Nährstoffe und Vitamine von Gemüse und Obst abzutöten! Du kannst dir

die Anschaffung eines solchen Geräts also absolut sparen. Viel wichtiger wäre es, in frische Produkte aus der Region, in der du lebst, zu investieren!

Es lebe die Erinnerung an die Lieblingsgerichte aus der Kindheit!
Wir alle haben genetisch bedingte Gewohnheiten und essen sehr gerne jene Gerichte, die wir während unserer Kindheit oder Jugendzeit zu Hause genossen haben. Meist handelt es sich dabei um regionale Gerichte. In meinem Fall ist es so, dass ich als Deutscher indischer Herkunft grundsätzlich die indische Küche bevorzuge, obwohl ich bayerische, schwäbische und norddeutsche Gerichte ebenfalls sehr zu schätzen weiß. Die indischen Ernährungswissenschaftler sind übrigens der Meinung, dass wir die Essgewohnheiten aus unserer Kindheit später im Leben, wo immer uns dieses hin verschlägt, so gut wie möglich beibehalten oder zumindest niemals ganz vergessen sollten. Denn die Lebensmittel und Speisen, die du aus der Kindheit kennst, üben extrem positive Effekte auf unseren Verdauungsprozess aus. Unsere Gene vergessen nicht und reflektieren lebenslang, was gesund für unseren Körper ist! Ich empfehle dir daher, deine Lieblingsgerichte aus der Kindheit ein- bis zweimal pro Woche auf deinen Speisezettel zu setzen!

Einladung zu einem neuen Denkprozess
Du hast nun eine Übersicht darüber erhalten, welches die nährstoffreichsten Lebensmittel sind, wie diese Nährstoffe sich auf dein Wohlbefinden auswirken und wie du sie in dein Leben integrieren kannst. Nun lade ich dich zu einem neuen Denkprozess betreffend deine Ernährung im Sinne der indischen Essphilosophie ein. Achte von nun an immer darauf, deine Speisen in Bezug auf die Abdeckung mit den wichtigsten Nährstoffen Kohlenhydrate, Fette, Proteine, Vitamine und Mineralstoffe optimal zusammenzustellen, um bei jeder

Mahlzeit von der vollen positiven »Wucht« aller verfügbaren Nährstoffe zu profitieren. Fülle deinen Teller bei jeder Mahlzeit mit hochwertigem Eiweiß, Gemüse, Obst und anderer Vollwertkost und stelle dir auf diese Weise verlockende, farbenfrohe, vielseitige und vor allem gesunde Mahlzeiten zusammen!

In der folgenden Liste gebe ich dir einen Überblick über ausgesuchte, gesunde Lebensmittel für eine geschmackvolle und abwechslungsreiche Zusammenstellung deiner Speisen.

1. **Fleisch:** Schwein, Rind, Geflügel und Lamm
2. **Fisch und Meeresfrüchte:** Forelle, Lachs, Sardinen, Garnelen, Thunfisch
3. **Gemüse:** Broccoli, Paprika, Karotten, Blumenkohl, Tomaten, Gurken,
4. **Knoblauch, Ingwer, Zwiebeln**
5. **Eier**
6. **Nüsse:** Mandeln, Walnüsse, Kokosnüsse, Chiasamen
7. **Früchte und Beeren:** Äpfel, Orangen, Bananen, Avocado und alle Arten von Beeren
8. **Getreide und Brot:** brauner Reis, Weizen, Hafer, Roggen, Haselkielbrot
9. **Hülsenfrüchte:** Linsen, Kidneybohnen, Cashewnüsse, Erdnüsse
10. **Molkereiprodukte:** Vollmilch, Jogurt, Käse
11. **Fette und Öle:** Butter von grasgefütterten Kühen, Kokosöl, natives Olivenöl
12. **Knollen:** Kartoffeln, Süßkartoffeln
13. **Rest:** Apfelessig und dunkle Schokolade

Wo Licht ist, ist Schatten – ungesunde Lebensmittel und Speisen

Viele Lebensmittel und Speisen, die du vielleicht des Öfteren oder sogar täglich auf deinem Speiseplan stehen hast, sind weniger gesund, manches Mal eventuell sogar schädlich oder können sogar giftig wirken. Leider handelt es sich dabei oft auch um Gerichte, die köstlich schmecken und daher zu deinen »Lieblingen« gehören können. Trotzdem solltest du sie unbedingt vermeiden oder nur in Ausnahmefällen darauf zurückgreifen.

Dosen- und Fertiggerichte
Die meisten Gerichte dieser Art weisen eine Vielzahl von nicht gerade idealen Zusatzstoffen auf und sind meist auch nicht aus wirklich hochwertigen Rohstoffen zubereitet. Ein weiteres Problem besteht in der Dose selbst, denn viele Dosen enthalten in der Innenbeschichtung Bisphenol A, was in die Lebensmittel übergeht. Ich verstehe, dass es manches Mal erforderlich ist, aus Zeitmangel auf Fertiggerichte auszuweichen und empfehle dir, für diese Fälle einen Vorrat an Bio-Fertiggerichten anzulegen, um die schlimmsten Auswirkungen abzufedern.

Wurst- und Fleischwaren
Die meisten Lebensmittelgeschäfte bieten Fleischwaren an, darunter verpackte Dauerwurst, Aufschnitt, Bacon und vieles mehr. Erstens ist die Qualität solcher Produkte meist minderwertig, und zweitens enthalten sie häufig große Mengen an Natriumnitrit, das gesundheitsschädlich ist. Versuche, so gut es geht, diese Produkte zu vermeiden!

Grillfleischsorten: Bratwurst und andere verarbeitete Fleischprodukte
In Bratwürsten sind hohe Anteile gesättigter Fettsäuren zu finden, deren Konsum zu Herz-Kreislauf-Erkrankungen führen kann. Hinzu kommt der hohe Salzgehalt in Bratwürsten, der den Bluthochdruck fördert. Auch Pökelsalz ist nicht zu empfehlen, denn beim Erhitzen und Braten bilden sich Nitrosamine, die krebserregend sein können. Ich rate

dir, an der Fleischtheke oder bei deinem Metzger möglichst garantiert frische Produkte zu kaufen und auf alles vorab Verarbeitete zu verzichten. In der indischen Essphilosophie geht es vorrangig um frisch zubereitete Produkte, wir konsumieren kaum Fertiggerichte oder anderweitig verarbeitete Fleischprodukte.

Fischsorten: Lachs, Thunfisch, Schwertfisch
In Relation zum Fleischkonsum essen die meisten Menschen viel zu wenig Fisch, obwohl er nicht nur sehr gesund ist, sondern auch wegen seines Gehalts an gesunden Omega-3-Fetten und Jod von Ernährungsexperten empfohlen wird. Beim Konsum von Fisch ist zu beachten, dass einige Fischsorten stark mit Quecksilber belastet sein können. Besonders alte und große Fische lagern sehr viel davon ein – dazu gehören vor allem Schwertfisch und Thunfisch. Ich rate bei diesen Fischsorten ausschließlich zum Konsum von Bio-Ware!

Backwaren
Und dann sind da natürlich noch die Backwaren, die in unseren Breiten ja äußerst beliebt sind. Die meisten von ihnen kannst du auch ohne große Bedenken verzehren. Es gibt jedoch auch in Bezug auf diese Produkte ein Aber: Hände weg von frittierten Backwaren, die vor allem Zucker, Fett und Weißmehl enthalten, keinerlei Nährstoffe bieten und daher das Gegenteil von gesund sind. Oft werden sie auch noch in billigem Palmöl ausgebacken, das Giftstoffe enthält, die krebserregend sind. Diese Giftstoffe sind z. B. 3-Monochlorpropandiol-Fettsäureester (3-MCPD). Deswegen empfehlen viele Gesundheitsexperten, Backwaren, die mit Palmöl gebacken werden, in Maßen zu verzehren. Aus diesem Grund arbeitet die Verbraucherzentrale Bayern daran, dass in ganz Europa verbindliche Höchstmengen für 3-MCPD in pflanzlichen Fetten, Ölen und Säuglingsnahrung gelten sollen.

Mikrowellen-Gerichte
Im Handel gibt es Hunderte von Fertiggerichten, die in der Mikrowelle schnell zubereitet werden können. Sie sind besonders beliebt bei jungen Berufstätigen und in Single-Haushalten. Dazu gehört zum Beispiel auch Fertig-Popcorn, das man im Beutel in der Mikrowelle zubereitet. Mikrowellen-Popcorn enthält oft große Mengen Salz oder Zucker, gehärtete Fette sowie Geschmacksverstärker mit Butteraroma Diacetyl. Schon geringe Mengen davon können die Lunge angreifen.

Frittierte und erhitzte Lebensmittel
Wir alle lieben Chips und Pommes Frites, ja auch ich greife ab und an zu einer Tüte Chips, wenn ich als Fußballfan ein mir wichtiges Match ansehe. Das Lieblingsgericht der meisten Kinder im Restaurant ist ein Schnitzel mit Pommes oder nur Pommes mit Tomaten-Ketchup und Mayonnaise. Trotzdem schaden diese Kartoffelprodukte unserer Gesundheit massiv und sollten nur sehr, sehr selten konsumiert werden. Der Grund ist der hohe Fett- und Salzgehalt dieser Produkte, der Herz-Kreislauf-Erkrankungen begünstigt. Hinzu kommt, dass diese Produkte große Mengen an Acrylamid enthalten.

Süßigkeiten: Schokolade, Schokoriegel, Gummibärchen
Nicht nur Kinder, auch wir Erwachsenen werden leicht schwach, wenn wir Schokolade, Schokoriegel oder gar bunte Gummibärchen im Regal vor uns liegen sehen. Ich muss mich selbst manchmal bremsen, wenn ich mit Kindern zusammen bin, um deren Heißhunger nach Süßigkeiten nicht auch zu erliegen. Aber mit hoher Selbstführung gelingt es mir dann doch immer wieder. Vor allem die beliebten »Riegel« verschiedener Geschmacksrichtungen, die viele Menschen als »Snack just in case« immer bei sich tragen, sind vom nährstofflichen Standpunkt her eher bedenklich.

Ein mir bekannter Ernährungsberater aus Bombay hat mir die Inhaltsliste eines beliebten Riegels zukommen lasse, die wie folgt aussieht: Zucker, Milchzucker, Butterreinfett, Erdnüsse, Glukosesirup, Magermilchpulver, Kakaobutter, Kakaomasse, Sonnenblumenöl, Pflanzenfett, Molkenpulver, Emulgator Sojalecithin, Eiweißpulver, Vanilleextrakt, Salz.

Das alles ist höchst ungesund und führt vor allem nach dem Verzehr innerhalb kürzester Zeit zur nächsten Heißhungerattacke! Versuche also am besten im Sinne deines neuen Denkprozesses betreffend deine Nahrung auf diese zwar leicht verfügbaren, aber für dich und deine Gesundheit so schädlichen Snacks zu verzichten. In Bioläden findest du sorgfältig ausgewählte Süßprodukte, die bekömmlicher und gesünder sind, gegen diese ist – in kleinen Mengen genossen – nichts einzuwenden!

Tiefkühlprodukte

Tiefgekühlte Lebensmittel sind nicht grundsätzlich schlecht. Einige Tiefkühl-Fischgerichte werden sogar von Fachleuten empfohlen. Viele Fischsorten aus skandinavischen Ländern zum Beispiel werden frisch verpackt und exportiert, dagegen ist nichts einzuwenden. Höchst problematisch hingegen sind Tiefkühlpizzen aufgrund ihres hohen Fett- und Kaloriengehalts. Dazu kommen noch künstliche Aromastoffe und Geschmacksverstärker, die gesundheitsschädlich sind. Klar, sie sind eine zeitsparende Alternative, wenn du ausgelaugt und müde nach der Arbeit nach Hause kommst und keine Lust hast, etwas zu kochen. Trotzdem solltest du auf sie nur im äußersten Notfall zurückgreifen, wenn du dein Abnehmziel konsequent verfolgen und erreichen willst.

Softdrinks

Kommen wir zum Abschluss dieser Liste nun zum großen Thema Softdrinks. Cola und andere Softdrinks sind weltweit bei Jung und Alt beliebt und tragen ihren Teil dazu bei, dass ein großer Teil der weltweiten Bevölkerung mit Gewichtsproblemen zu kämpfen hat. Diese Getränke enthalten enorm viel Zucker und künstliche Aromen, die deiner Gesundheit wie auch deiner Figur absolut abträglich sind. Und nein, auch die mit künstlichem Süßstoff versetzten Softdrinks, die viele Menschen im Glauben, damit »gesünder« unterwegs zu sein, mit gutem Gewissen konsumieren, sind definitiv nicht zu empfehlen. Im Falle eines extrem hohen Konsums von Softdrinks ist die Gefahr der Entstehung von Adipositas und Diabetes Typ 2 quasi vorprogrammiert, denn weltweit steigt die Zahl der Diabetesfälle bei Jugendlichen rapid an.

Lass dich inspirieren – die Geheimnisse der indischen Esskultur

Du hast nun alle »Zutaten« zur Hand, um deinen neuen Denkprozess im Sinne der indischen Essphilosophie zu starten. Wir Inder kennen die Grundlagen der Hauptnährstoffe der einzelnen Lebensmittel und deren Wirkung sehr gut und integrieren sie quasi automatisch in unsere Prozesse der Nahrungszubereitung. Zum Abschluss dieses Kapitels über das neue *wie* deiner Essgewohnheiten darf ich dir einige wichtige Aspekte der indischen Ernährung darlegen, die sich grundlegend von jenen der meisten westlichen Küchen unterscheiden.

Die indische Küche zeichnet sich durch ihre große Vielfalt unterschiedlicher Lebensmittel, den Einsatz von frischen Zutaten, eine breite Palette von Gewürzen und vor allem eine sehr ausgewogene Kombination von Lebensmitteln aus und kann daher als grundsätzlich hoch nährstoffreich bezeichnet werden.

Wir erreichen den hohen Nährstoffgehalt unserer Küche vor allem aus den folgenden Gründen und Traditionen:

Feste Essenszeiten und Struktur

Die indische Küche zeichnet sich durch eine gewisse Struktur aus, bei der verschiedene Gerichte wie Dal, Sabzi (Gemüse), Reis oder Brot, Raita und Chutneys meist fix zu einer Mahlzeit gehören. Das sorgt bereits automatisch für einen täglichen Grundgehalt an wichtigen Nährstoffen und macht die Essenszubereitung und Essensplanung leichter. Außerdem werden in Indien oft mehrere, kleinere Mahlzeiten über den Tag verteilt eingenommen, auch diese sehr strukturiert meist zur selben Tageszeit.

Absolute Frische der Zutaten

In der indischen Küchentradition werden frische Zutaten bevorzugt, was sicherstellt, dass alle Mahlzeiten reich an Vitaminen und Mineralstoffen sind.

Gewürze, die schmecken und gesundheitliche Vorteile bieten

Die indische Küche ist für ihre Vielfalt an Gewürzen und Aromen bekannt, die den Gerichten die typische so geschätzte Geschmackstiefe und Komplexität verleihen. Der Einsatz von Gewürzen in der indischen Küche dient jedoch nicht nur dem Verstärken des Geschmacks der Speisen, sondern hat gleichzeitig immer gesundheitsstärkende Gründe! Unsere vielfältig verwendeten Gewürze wie Kurkuma, Ingwer, Knoblauch und Kreuzkümmel, um nur einige zu nennen, haben nachweislich hohe gesundheitliche Vorteile und verfügen über entzündungshemmende und antioxidative Eigenschaften.

Pflanzliche Proteine für jeden Tag

Hülsenfrüchte wie Linsen und Kichererbsen sind regelmäßig verwendete und wichtige Bestandteile vieler indischer Gerichte und liefern hochwertige pflanzliche Proteine auf nahezu täglicher Basis.

Gesunde Fette

Die Verwendung von gesunden Ölen trägt in der indischen Küche zur wichtigen Aufnahme von essenziellen Fettsäuren bei. Senföl ist häufig in der nordindischen Küche zu finden, es enthält Omega-3-Fettsäuren und ist reich an Vitamin E. Mandeln, Cashewnüsse, Pistazien und andere Nüsse sind in der indischen Küche ebenfalls häufig vertreten, denn sie liefern gesunde Fette, Proteine und andere Nährstoffe. Sesamsamen und -öl werden ebenfalls in vielen Gerichten verwendet. Kokosöl ist in vielen südindischen Gerichten weit verbreitet. Es besteht hauptsächlich aus gesättigten Fettsäuren, darunter auch mittelkettige Triglyceride (MCTs), die als schnell verdauliche Fette gelten und verschiedene gesundheitliche Vorteile bieten.

Milchprodukte

Milch und Milchprodukte spielen in der indischen Ernährung eine äußerst wichtige Rolle. Joghurt (Curd), Paneer (indischer Frischkäse) und Ghee (geklärte Butter) sind fixe Bestandteile unserer Speisen und liefern Kalzium und Proteine.

Vollkornprodukte

Die indische Küche integriert regelmäßig Vollkornprodukte wie Vollkornreis, Vollkornbrot und Vollkornmehl, was zu einem höheren Ballaststoffgehalt unserer Nahrung führt.

Kräutergetränke und Tees

In Indien trinkt man zu den Mahlzeiten große Mengen an Tee, sehr oft auch Gewürztee (Chai), der mit Ingwer, Zimt und Kardamom zubereitet wird und hohe gesundheitsfördernde Eigenschaften hat.

Vegetarismus

In Indien gibt es eine lange Tradition des Vegetarismus, die auf religiösen, kulturellen und ethischen Überlegungen beruht. Wir Inder essen auch heute noch vorrangig vegetarisch, was zu einer erhöhten Aufnahme von Gemüse, Hülsenfrüchten und pflanzlichen Proteinen führt und außerdem einen wichtigen Pfeiler unserer Lebens- und Esskultur darstellt. Ich bin fest davon überzeugt, dass eines der Schlankheitsgeheimnisse der indischen Bevölkerung auf dem Vegetarismus beruht. Deswegen habe ich das gesamte folgende Kapitel dem Thema vegetarische Ernährung gewidmet!

Obst, Obst, Obst

Obst wie Mangos, Bananen, Guaven und Papayas sind reich an Vitaminen und Antioxidantien und machen einen großen Teil der indischen Ernährung aus. Frische Früchte werden oft auch zwischendurch als gesunder Snack verspeist oder als Dessert gereicht.

Du kennst nun die wichtigsten Eckpfeiler der indischen Esskultur, die dich auf dem Weg zu deinem großen Abnehmziel ideal unterstützen werden. Lass uns nun zum nächsten Kapitel übergehen, in dem wir den gesundheitlichen Geheimnissen der vegetarischen Ernährung näher auf den Grund gehen!

Genussfakten zum Abnehmen

Starte den neuen Denk- und Handlungsprozess rund um deine Nahrung *jetzt!*

Kombiniere deine Lebensmittel bei jeder Mahlzeit optimal nach ihrem Nährstoffgehalt.

Regional vor global.

Jeden Tag eine frisch zubereitete Mahlzeit.

Orientiere dich an den Weisheiten der indischen Esskultur!

Man kann seinen Teller auch so füllen, dass kein Fleisch darauf ist.

Victor Hugo

KAPITEL 6

Das Schlankheitsgeheimnis aus Indien

Vegetarische Ernährung

Nun heiße ich dich herzlich willkommen zu einem tieferen Einblick in *das* indische Schlankheitsgeheimnis: die vegetarische Ernährung! In diesem Kapitel werden wir die Gründe für die Schlankheit der indischen Bevölkerung erforschen und dabei auch die gesundheitlichen Vorteile einer pflanzlichen Ernährung beleuchten.

Fast zwei Drittel der Menschen in Indien ernähren sich vegetarisch. Das Land verzeichnet weltweit mit Abstand die meisten Einwohner, die auf tierisches Essen verzichten. Wie schon erwähnt, hat Indien, ein Land mit einer reichen kulturellen Vielfalt in seiner Geschichte und in seinen Traditionen, den Vegetarismus als fixe kulinarische Haltung etabliert. Das geht teilweise auch mit religiösen Überzeugungen einher, wie etwa dem Hinduismus, der den Verzehr von Fleisch in vielen Strömungen total untersagt. Diese tiefe kulturelle Verwurzelung beeinflusst nicht nur die Auswahl der verwendeten Lebensmittel im indischen Alltag, sondern auch das automatische Denken und Handeln im Sinne von Wohlbefinden und Gesundheit. Diese Art der Herangehensweise an das Thema Nahrung und Essgewohnheiten ist in unseren Breiten kulturell kaum verbreitet.

Und doch können wir auch in Deutschland, Österreich und in der Schweiz in den letzten Jahren eine verstärkte Annahme der vegetarischen Ernährung verzeichnen. Immer mehr Menschen erkennen auch in diesen Ländern die gesundheitlichen Vorteile einer pflanzlichen Lebensweise und integrieren diese zunehmend in ihren Alltag. Die meisten Restaurants bieten heute wirklich interessante und kreative vegetarische Optionen an, rein vegetarisch oder vegane Restaurants schießen wie Pilze aus dem Boden, und die meisten Supermärkte präsentieren eine breite Palette an fleischlosen Alternativen oder werden in den Großstädten sogar als rein vegetarische oder vegane Märkte geführt.

Ein Beispiel, das ich betreffend den Vormarsch der vegetarischen Ernährung auch in unseren Gefilden immer gerne erzähle, ist die Geschichte unserer Hamburger Freunde Björn und Katja, die auf Insistieren ihres ältesten Sohnes Kai nach anfänglicher sturer Verweigerungshaltung mehr und mehr in den Vegetarismus glitten. Kai weigerte sich immer öfter, Tiere zu essen und saß stumm und starr am Familientisch, ohne auch nur sein Besteck aufzunehmen, sobald Fleisch auf dem Menüplan stand. Da Katja es höchst mühsam fand, für den renitenten Kai extra etwas Pflanzliches zu kochen, begann sie, sich mit vegetarischen Optionen für die ganze Familie auseinanderzusetzen, um den ältesten Sohn am Familientisch zu halten. Und siehe da, Kais Geschwister Marlen und Jens fanden alsbald Gefallen an der neuen Art des Essens und überzeugten ihre Eltern, diesen Weg konsequent weiterzugehen. Heute sind alle vorrangig Vegetarier, wobei einige Familienmitglieder am Sonntag auf einem Fischgericht als »Beilage« zum pflanzlichen Hauptgericht bestehen. Alle Familienmitglieder haben auf diese Weise ihren BMI-Wert von 27 auf 24,5 reduzieren können. Du siehst daran, dass das indische Schlankheitsgeheimnis auch in Deutschland bereits bekannt ist, wenn auch noch nicht so breitflächig, wie es wünschenswert wäre.

Das Vorrücken des Vegetarismus im Westen

Es ist eine Tatsache: Die Zahl der Menschen, die weltweit vegetarisch leben, steigt stetig. Warum wenden sich die

Menschen auch hierzulande mehr und mehr dem vegetarischen Gedanken zu? Die Gründe sind vielfältig. Vor allem aber hat ein wachsendes Bewusstsein für gesunde Ernährung und die potenziellen gesundheitlichen Vorteile einer pflanzlichen Ernährung in den letzten Jahren dazu beigetragen, dass sich viele Menschen vermehrt für vegetarische oder vegane Lebensstile entscheiden.

Ich erkenne dabei drei Hauptgründe für den Schwenk auf rein pflanzliche Nahrung:

- **Umweltbewusstsein:** Das Bewusstsein für Umweltprobleme, insbesondere im Zusammenhang mit der Viehzuchtindustrie und deren Auswirkungen auf den Klimawandel, hat dazu geführt, dass zahlreiche Menschen sehr viel nachhaltigere Ernährungsgewohnheiten annehmen möchten als bisher. Denn eine pflanzliche Ernährung wird generell als umweltfreundlicher angesehen.
- **Tierrechte:** Menschen, die sich für eine vegane Ernährung entscheiden, tun dies oft aus ethischen Gründen, um die Ausbeutung von Tieren zu minimieren oder weil sie sich dem Einsatz von Hormonen und Antibiotika bei Nutztieren entziehen wollen.
- **Ernährungstrends:** Trends und Modeerscheinungen haben – wie schon immer – ebenfalls einen großen Einfluss auf die Ernährungsgewohnheiten so mancher Menschen. Wenn Influencer und Influencerinnen auf Instagram und TikTok vegane Rezepte teilen oder vorkochen, kann der darauffolgende Hype schon so einige Fans zum Vegetarismus kippen lassen. Viele, vor allem junge Menschen finden auch, dass Veganer zu werden »in« ist und schließen sich diesem Trend an.

Was sagt die Wissenschaft?

Laut einer Studie des »Institute for Clinical and Experimental Medicine« in Prag gilt: »Wer auf Fleisch verzichtet, nimmt nicht nur schneller ab, sondern verbessert gleichzeitig seinen Stoffwechsel, da das Muskelfett viel mehr reduziert wird als bei einer nicht-vegetarischen Ernährung.«

Indische Krebsforscher meinen dazu: »... dass rotes Fleisch wahrscheinlich krebserregend wäre«. Auch Forscher des US-amerikanischen National Cancer Institutes stellten folgendes fest: »Ein hoher Konsum von rotem Fleisch (in erster Linie Rindfleisch) kann das Dickdarmkrebsrisiko um 25 Prozent erhöhen. Gleichzeitig steigt auch das Lungenkrebsrisiko um 20 Prozent, ferner das Risiko für Speiseröhrenkrebs und Leberkrebs um 20 bis 60 Prozent.« Im Rahmen der sogenannten EPIC-Studie haben Mediziner der Oxford Universität herausgefunden, dass Vegetarier seltener einen Herzinfarkt erleiden als Fleischesser. Grund dafür sind die niedrigeren Blutfette und Cholesterinwerte, die durch die vegetarische Ernährung entstehen.

Welche Ausprägung darf es denn sein?

Eines ist klar, Vegetarier ist nicht gleich Vegetarier! Sehen wir uns, bevor wir das indische Schlankheitsgeheimnis näher erkunden, vorher noch an, welche Typen von Vegetariern es denn überhaupt gibt:

Je nach Ernährungsgewohnheiten lassen sich Vegetarier unterteilen in:

- **Veganer:** Sie essen kein Fleisch, kein Geflügel, keinen Fisch und verzichten auf sonstige Produkte, die von Tieren stammen, einschließlich Eier, Milchprodukte und Gelatine.
- **Lacto-Ovo-Vegetarier:** Sie essen kein Fleisch, kein Geflügel, keinen Fisch, aber nehmen Eier und Milchprodukte in ihre Nahrung auf.
- **Ovo-Vegetarier:** Sie essen kein Fleisch, kein Geflügel, keinen Fisch und keine Milchprodukte, aber nehmen Eier zu sich.
- **Teilvegetarier:** Sie vermeiden Fleisch, essen jedoch mög-

licherweise Fisch (Pesco-Vegetarier, Pescatarianer) oder Geflügel (Pollo-Vegetarier).

Du siehst, die Palette an Möglichkeiten, den Vegetarismus auszuleben, ist breit und reichhaltig, da müsste doch auch für dich eine Option dabei sein, die dich genussvoll abnehmen lässt und bei der du auf kaum etwas verzichten musst. Falls du noch zögerst und überzeugt werden möchtest, steigen wir jetzt in die Thematik ein, um die es in diesem Kapitel vorrangig geht: *Das* indische Schlankheitsgeheimnis!

Was macht pflanzliche Nahrung zum powervollen Schlankheitsgeheimnis?

Eine Schlüsselrolle spielt dabei die Auswahl von Lebensmitteln, die reich an Ballaststoffen, Vitaminen und Mineralstoffen sind. In der indischen Küche dominieren Gemüse, Hülsenfrüchte und Vollkornprodukte den Speiseplan. Diese Nahrungsmittel sättigen effektiv, ohne übermäßige Kalorien zuzuführen, und bieten eine Fülle von gesundheitlichen Vorteilen.

Es geht dabei jedoch auch um typische indische Essgewohnheiten, die sich von denen der westlichen Hemisphäre grundlegend unterscheiden. Die indische Küche ist nicht nur für ihre Vielfalt bekannt, sondern auch für die kreative, gesundheitsbewusste Kombination von Gewürzen und Kräutern. Diese nicht nur geschmacksgebenden, sondern auch gesundheitsfördernden Bestandteile tragen zur generellen Bekömmlichkeit der Mahlzeiten bei. Außerdem ist in der indischen Küche die Verwendung von frischen, saisonalen Zutaten ein nicht wegzudenkender Grundsatz, der nicht nur den Geschmack verbessert, sondern auch sicherstellt, dass die Nahrungsaufnahme immer im Einklang mit den natürlichen Rhythmen der Umwelt steht!

Und vor allem inspirieren die Vielfalt und die Möglichkeiten der vegetarischen Küche Indiens dazu, sich völlig neue

Geschmackswelten zu erobern. Von würzigen Currys über herzhafte Linsengerichte bis hin zu frischen Gemüsebeilagen – die indische Küche bietet eine breite Palette von Optionen, die nicht nur deinen Gaumen höchst erfreuen werden, sondern auch eine absolut ausgewogene Ernährung fördern.

Es geht dabei jedoch nicht nur um ein Schlankheits-, sondern auch um ein Gesundheitsgeheimnis, das die meisten Inder und Inderinnen jedoch sehr genau kennen. Sie wissen, dass die vegetarische Nahrung zahlreiche gesundheitliche Anreize bietet. Die gesundheitlichen Vorteile einer vegetarischen Ernährung sind vielfältig und reichen von einem niedrigeren Risiko für Herzkrankheiten und Diabetes bis hin zu einer verbesserten Verdauung. Eine vorwiegend pflanzliche Ernährung liefert nicht nur alle essenziellen Nährstoffe, sondern kann auch massiv dazu beitragen, Gewicht zu regulieren und die Energielevels zu stabilisieren.

Dies sind die wichtigsten indischen Schlankheits- und Gesundheitsgründe für eine vegetarische Ernährung:

- Mit einer vegetarischen Ernährung ist es möglich, fast doppelt so viel abzunehmen wie mit einer der typischen, kalorienreduzierten Diäten.
- Mit der pflanzlichen Kost verbessern sich die Stoffwechselfunktionen, sodass das Gewicht dauerhaft gehalten werden kann.
- Die Vegetarier, die ihre Gemüse-Ernährung noch durch Getreide, Früchte und Nüsse ergänzen, nehmen überdurchschnittlich ab.
- Auch sogenannte »Pseudo-Getreide«, wie Amaranth oder Quinoa, helfen, deine Ernährung gesund und abwechslungsreich zu gestalten.
- Weitere Lebensmittel, die dich dabei unterstützen, vegetarisch abzunehmen, sind Hülsenfrüchte wie Linsen und Bohnen oder auch Tofu.
- Pflanzenkost hat definitiv weniger Kalorien und eine

höhere Nährstoffdichte als die gleiche Menge tierischer Lebensmittel.

- Je seltener Nahrung tierischen Ursprungs auf dem Speiseplan steht, desto geringer ist angeblich im Schnitt der Body-Mass-Index (BMI) und damit das Körpergewicht.
- Der Körper nimmt weniger gesättigte Fettsäuren und Cholesterin auf.
- Die meisten Gerichte sind leicht verdaulich.
- Eine vegetarische Ernährung schont Umwelt und Ressourcen.
- Die meisten Vegetarier und Vegetarierinnen fühlen sich wohler und fitter.
- Eine vegetarische Ernährung macht es einfacher, die empfohlenen mindestens fünf Portionen Obst und Gemüse pro Tag zu erreichen.

Das indische Schlankheitsgeheimnis im Alltag leben

Aber, wie integriere ich dieses magische Geheimnis in meinen Alltag, wirst du dich jetzt vielleicht fragen. Keine Sorge, das ist gar nicht so schwierig, denn kleine, aber stetige Veränderungen können bereits einen großen Unterschied machen! Du kannst ein paar Mal pro Woche mit neuen, pflanzlichen Rezepten experimentieren, oder bei deinen bisherigen Alltagsgerichten schrittweise das Fleisch durch pflanzliche Alternativen ersetzen. Sehr viele Suppenrezepte verlangen die Beigabe von Speck oder Schinken als Geschmacksverstärker; wenn du diese Ingredienzien einfach weglässt und dafür verstärkt mit Kräutern und Gewürzen arbeitest, wirst du den Speckgeschmack bald nicht mehr vermissen. Ein möglicher erster Schritt kann es auch sein, statt deiner üblichen Pizza Salame piccante eine Pizza mit pflanzlichem Belag wie Melanzani, Paprika, Oliven, Rucola zu ordern, die meisten Pizzerien bekommen auch diese Varianten exzellent hin, du wirst auf deinen typisch italienischen Genuss also nicht verzichten müssen. Du siehst, es geht einfach darum, schrittweise neu und anders zu denken! Das bedeutet auch, deine Nahrungsmittel bewusster und achtsamer einzukaufen oder im Restaurant im Sinn deines neuen Denkprozesses die Speisekarte unter völlig neuen Gesichtspunkten zu durchforschen, denn oft reicht es schon, eine einzige Zutat abzubestellen, um in der vegetarischen Welt anzukommen. Du wirst sehen, wenn du erst einmal damit begonnen hast, wird deine Kreativität, dein Essen zu Hause wie auswärts neu zusammenzustellen, unerschöpflich sein. Du musst dir nur selbst erlauben, deinen Geist zu öffnen und die neue Lebensphilosophie zuzulassen.

Keine Angst, um das indische Schlankheitsgeheimnis zu erkunden, musst du nicht von heute auf morgen nur noch auf eine vegane Ernährung schwören und dich rein pflanzlich ernähren. Das wäre sehr radikal, und du würdest es vermutlich auch nicht durchhalten. Aber bereits kleine, wöchentliche Veränderungen in der Zusammenstellung deiner Ernährung in Richtung der vegetarischen Produktpalette können und werden sich auf deinen Schlankheitsfortschritt positiv auswirken! Probiere es aus, du wirst überrascht sein, wie wohl du dich bereits nach einigen Tagen fühlen wirst!

Vegetarismus und sonst nichts – reicht das?

Eines möchte ich an dieser Stelle jedoch klar zum Ausdruck bringen: Bei allen gesundheitlichen Vorteilen des Vegetarismus, es reicht nicht ganz! Vegetarier sollten einige eventuell fehlende Nährstoffe zusätzlich zu sich nehmen. Wer als Vegetarier, als Vegetarierin darauf achtet, ausreichend pflanzliche Proteine zu sich zu nehmen und auch Eier und Milchprodukte einbezieht, kann einen gewissen Bedarf an Nährstoffen auf natürliche Art und Weise decken. Nährstoffe, die eventuell zusätzlich zugeführt werden sollten, sind Omega-3-Fettsäuren, Eisen, Zink, Jod, Calcium, Vitamin D und Vitamin B12, diese sind wichtig für die Blutbildung und die Nervenzellen.

Indische Ernährungsexperten empfehlen speziell Vegetariern, täglich mindestens fünfzehn Minuten an der frischen Luft zu verbringen. Denn der Körper kann nur selbst Vitamin D und Zink produzieren, wenn Sonnenstrahlen direkt auf die Haut treffen. Wer auch mit seiner Nahrung nachhelfen will, sollte Vollkorngetreide, Hülsenfrüchte, Ölsamen und Nüsse essen: Sie alle sind reich an Zink. Den Genuss von Kaffee und Tee sollte man aber einschränken, denn beide Getränke hemmen die Aufnahme von Zink.

In diesem Kapitel haben wir *das* Schlankheitsgeheimnis aus Indien – die vegetarische Ernährung – erkundet. Selbstverständlich kannst nur du entscheiden, ob eine rein oder vorrangig vegetarische Ernährung für dich tatsächlich richtig und passend ist. Aber du kennst das indische Schlankheitsgeheimnis ja jetzt und kannst dessen Ansätze jederzeit in deinen Alltag integrieren. Von kulturellen Einflüssen über gesundheitliche Vorteile bis hin zu praktischen Tipps für den Alltag bietet die indische vegetarische Küche eine Fülle an Inspirationen für diejenigen, die auf der Suche nach einem nachhaltigen Weg zum Abnehmen sind. Die Schlankheitsgeheimnisse Indiens sind nicht nur ein kulinarisches Abenteuer, sondern auf jeden Fall auch eine Reise zu einem bewussteren und gesünderen Lebensstil.

Dieser gesundheitsfördernde Lebensstil besteht jedoch nicht nur aus der vegetarischen Ernährung, sondern beinhaltet ein weiteres wichtiges Element, nämlich die Bewegung! Im nächsten Kapitel geht es genau darum.

Genussfakten zum Abnehmen

Indien verzeichnet weltweit mit Abstand die meisten Einwohner, die auf tierisches Essen verzichten. Die Zahl der Menschen, die weltweit vegetarisch leben, steigt ebenfalls stetig an.

Integriere das indische Schlankheitsgeheimnis Vegetarismus schrittweise in deine Esskultur, für mehr Gesundheit und eine neue, sichtbare Schlankheit.

Auch kleine, regelmäßige Anpassungen in der Zusammenstellung deiner Ernährung in Richtung der vegetarischen Produktpalette werden sich auf deinen Schlankheitsfortschritt positiv auswirken!

Wähle im Supermarkt deine vegetarischen Nahrungsmittel bewusster und achtsamer aus und gewöhne dir an, im Restaurant im Sinne deines neuen Denkprozesses die Speisekarte unter völlig neuen Gesichtspunkten zu betrachten.

Die Schlankheitsgeheimnisse Indiens sind nicht nur ein kulinarisches Abenteuer, sondern auch eine Reise zu einem bewussteren und gesünderen Lebensstil!

Eine Reise von tausend Meilen beginnt mit einem kleinen Schritt.

Laotse

KAPITEL 7

Cricket, Yoga, Meditation & Co

Das Bewegungssmantra aus Indien

Du hast nun erfahren, *wie* du essen solltest und *was* du essen solltest, um dein Abnehmziel genussvoll und vor allem mit Freude und Spaß zu erreichen. Mir ist bewusst, dass dies zu Beginn einen völlig neuen Denk- und Handlungsprozess für dich darstellt. Wenn du diese neuen Ansätze des *wie* und *was* betreffend deine Nahrungsaufnahme jedoch erst einmal verinnerlicht hast und sie zu einem Automatismus geworden sind, hast du auf deinem Abnehmweg ein großes Teilziel erreicht! Um jedoch das große Gesamtziel hin zu deiner Wohlfühlfigur zu erreichen, braucht es vor allem noch einen wichtigen Faktor, und der lautet Bewegung, Bewegung, Bewegung! In Indien gibt es eine Vielzahl an traditionellen Bewegungspraktiken und kulturellen Aktivitäten, die eine gesunde Lebensweise unterstützen und dazu beitragen, die Figur zu halten.

Cricket, der Nationalsport Indiens, dient uns in diesem Kapitel als Symbol für die dynamische Bewegung und den spielerischen Geist, der im Herzen der indischen Lebenskultur liegt. Das Kapitel führt uns außerdem zu den spirituellen Pfaden von Yoga und Meditation, die nicht nur als Übungen für den Körper, sondern auch als transformative Praktiken für Geist und Seele dienen. Wir tauchen ein in die Weisheit dieser jahrhundertealten Disziplinen, die nicht nur zur inneren Balance beitragen, sondern auch wertvolle Hinweise auf dem Weg zu nachhaltigem Wohlbefinden und einer bewussten Ernährung liefern.

Kurz gesagt, in diesem Abschnitt des Buches stelle ich dir die positive Verbindung zwischen körperlicher Aktivität und einem ausgewogenen, gesunden Lebensstil im Sinne der indischen Lebenskultur vor.

Sehen wir uns zum Einstieg in dieses Kapitel erst einmal an, warum du regelmäßige Bewegung in deinen Alltag unbedingt einbauen solltest, wenn du abnehmen möchtest.

Regelmäßige Bewegung für deine Gesundheit

Regelmäßige Bewegung und Sport haben auf unseren ganzen Körper eine höchst positive Auswirkung! Um deine körperliche Leistungsfähigkeit zu erhalten und zu verbessern, ist eine gewisse körperliche Aktivität unerlässlich. Auch zur Erhaltung unserer lebenswichtigen Organe ist ausreichend Bewegung erforderlich. Genügend Bewegung senkt das Risiko typischer »Volkskrankheiten« wie Herz-Kreislauf-Erkrankungen, Schlaganfall, Typ 2 Diabetes, einige Krebsarten, Fettleibigkeit und Infektionskrankheiten. Durch regelmäßige Bewegung können viele dieser Beschwerden gelindert werden und es kann zur Heilung zahlreicher Zivilisationskrankheiten kommen. Dir ist sicher bewusst, dass regelmäßige Bewegung gut für deine Gesundheit ist, aber wirst du auch schon in diesem Sinne aktiv? Gelingt es dir, den immer wieder auftauchenden inneren Schweinehehund zu überlisten und dich im wahrsten Sinne des Wortes in Bewegung zu setzen? Glaube mir, wenn du es schaffst, kontinuierliche Bewegungsabläufe in deinen Alltag einzubauen, wirst du bereits nach kurzer Zeit äußerst positive Auswirkungen verzeichnen!

Bewegung macht glücklich

Regelmäßige Bewegung verbessert deine allgemeine Stimmung, und auch dein Stresslevel wird sich nach und nach verringern. Denn die regelmäßige Bewegung erzeugt Veränderungen in den Teilen des Gehirns, die Stress und Angst regulieren. Auch die Empfindlichkeit des Gehirns für die Hormone Serotonin und Noradrenalin, die Depressionsgefühle lindern, wird dadurch erhöht. Darüber hinaus kann Bewegung die Produktion von Endorphinen steigern, von denen bekannt ist, dass sie positive Gefühle hervorrufen und die Wahrnehmung von Schmerzen verringern. Sich regelmäßig und ausgiebig zu bewegen kann auch die Symptome von Angstzuständen verringern.

Regelmäßige Bewegung unterstützt deinen Abnehmprozess

Ich denke, es muss nicht näher erklärt werden, dass andauernde Inaktivität ein Hauptfaktor für Gewichtszunahme und Fettleibigkeit ist. Um die Auswirkung von Bewegung auf die Gewichtsreduktion zu erkennen, ist es wichtig, die Beziehung zwischen Bewegung und Energieverbrauch zu verstehen. Dein Körper verbraucht Energie auf verschiedene Arten: Verdauung von Nahrungsmitteln, Ausübung und Aufrechterhaltung von Körperfunktionen wie Herzschlag und Atmung. Im Kapitel über die Diäten haben wir ja bereits näher beleuchtet, dass die reduzierte Kalorienaufnahme im Laufe des Abnehmprozesses deinen Stoffwechsel verlangsamt, was den angestrebten Gewichtsverlust verzögert. Im Gegenteil dazu erhöht regelmäßige Bewegung nachweislich deinen Stoffwechsel, wodurch mehr Kalorien verbrannt werden, was wiederum deinen Abnehmprozess massiv unterstützt.

Bewegung ist gut für Muskeln und Knochen

Bewegung spielt eine wichtige Rolle beim Aufbau und Erhalt starker Muskeln und Knochen – vor allem während einer Abnehmphase.

Bewegung erhöht dein generelles Energieniveau

Bewegung kann ein echter Energie-Booster für gesunde Menschen sowie für Menschen sein, die unter verschiedenen Erkrankungen leiden.

Bewegung kann dein Risiko für chronische Krankheiten verringern
Wer sich täglich bewegt, kann sein Gewicht leichter halten und senkt sein Risiko für chronische Krankheiten.

Bewegung fördert die Gesundheit der Haut
Der Zustand deiner Haut kann durch den oxidativen Stress in deinem Körper beeinträchtigt werden. Mäßiges Training kann einen antioxidativen Schutz bieten und die Durchblutung fördern, wodurch deine Haut geschützt wird, und Zeichen des Alterns verzögert werden können.

Bewegung unterstützt die Gehirn- und Gedächtnisleistung
Regelmäßige Bewegung verbessert die Durchblutung des Gehirns und fördert die Gesundheit und damit die Gedächtnisleistung des Gehirns.

Bewegung für mehr Entspannung und besseren Schlaf
Regelmäßige körperliche Aktivität wird dir helfen, dich zu entspannen und zu einer erhöhten Schlafqualität zu finden. Außerdem wirst du dich auch tagsüber energieintensiver fühlen!

Bewegung intensiviert dein Sexualleben
Und last, but not least: Es ist eindeutig erwiesen, dass Bewegung den Sexualtrieb steigert! Körperliche Aktivität kann die sexuelle Leistungsfähigkeit und das sexuelle Vergnügen verbessern sowie die Häufigkeit sexueller Aktivitäten erhöhen. Also, worauf wartest du?

Das indische Bewegungsmantra

Die Gründe, sich verstärkt zu bewegen, sind also vielfältig, gelten aber definitiv länderübergreifend, denn die gesundheitlichen Komponenten und Vorzüge von regelmäßiger Bewegung kennen keine geografischen Grenzen. Was jedoch den Unterschied in der Art der Bewegung in verschiedenen Ländern ausmacht, sind verschiedene Traditionen und Herangehensweisen an das Thema Gesundheit und Fitness. Aber auch der Reichtum eines Landes spielt dabei eine nicht zu unterschätzende Rolle. Wobei festzustellen ist, dass in den reichsten Ländern der Welt, obwohl es dort unzählige Fitnesscenter, Sportanlagen, Stadien und viele weitere Möglichkeiten der sportlichen Betätigung gibt, die meisten Menschen außerordentlich große Gewichtsprobleme mit sich umhertragen. Das Ausmaß an Schlankheit und Fitness scheint also wenig mit den vorhandenen sportlichen und gesundheitlichen Einrichtungen zu tun zu haben.

Im Vergleich zu beispielsweise Deutschland hat Indien einen sehr viel niedrigeren Lebensstandard. Deswegen sind die herkömmlichen Bewegungs- und Sportmöglichkeiten im Land sehr begrenzt. Öffentliche Sportplätze oder Schwimmbäder muss man quasi mit der Lupe suchen, die vorhandenen stehen jedoch nur einem sehr geringen, privilegierten Anteil der Bevölkerung zur Verfügung. Der Staat investiert sehr wenig in Sportaktivitäten für alle, denn Sport und Bewegung werden in Indien nicht als wichtiges Element für eventuelle Karriere-Möglichkeiten erachtet.

Wie also schaffen es die meisten Inder und Inderinnen, schlank zu sein und zu bleiben und über einen BMI zu verfügen, der durchschnittlich zwischen 23 und 26 liegt? Es stimmt, die meisten Menschen in Indien sind vorrangig zu Fuß unterwegs oder benützen öffentliche Verkehrsmittel. Das allein kann jedoch nicht der Grund für dieses generell so hohe Niveau an Fitness und Schlankheit sein. Welchem geheimnisvollem Bewegungsmantra folgen die Inder und Inderinnen? Ich habe das Mantra in diesem Kapitel bewusst unter dem Titel »Cricket, Yoga, Meditation & Co« zusammengefasst. Das klingt zugegebenermaßen sehr salopp, bringt meines Erachtens aber klar auf den Punkt, was die bevorzugten Bewegungsarten meiner Landsleute ausmacht.

Nationalsport Nummer eins – Cricket

Cricket kann ohne Zweifel als eine der Lieblingssportarten in Indien bezeichnet werden. Diese Sportart wurde während der britischen Kolonialzeit nach Indien gebracht, wo sie schnell an Beliebtheit gewann und sich zu einem festen Bestandteil der Sportkultur entwickelte. Heute ist Indien eine wahre Cricket-Hochburg und auch ein tief verwurzelter Bestandteil der indischen Kultur und Identität. Es können natürlich nicht alle Inder Cricket spielen, aber es ist in Indien als Sportart äußerst beliebt und weit verbreitet. Die Popularität von Cricket erstreckt sich über städtische und ländliche Gebiete, und Kinder spielen oft Cricket auf den Straßen und auf Plätzen. Es ist auch nicht zwingend notwendig, reich zu sein, um Cricket in Indien auszuüben, Menschen aus völlig unterschiedlichen sozialen Schichten und Hintergründen engagieren sich aktiv in diesem Sport. Es kam in den letzten Jahren auch zu verschiedenen Initiativen, sowohl von staatlicher als auch nichtstaatlicher Seite, die sich dafür einsetzen, den Zugang zu Cricket als Breitensportart zu verbessern. Es gibt zahlreiche Cricket-Trainingszentren, Schulprogramme und gemeinnützige Organisationen, die diese Aktivität stark fördern.

Mir ist durchaus klar, dass du Cricket in unseren Breiten kaum in deinen persönlichen Aktivitätsbogen aufnehmen kannst, aber mir war es trotzdem wichtig, auf diesen Sport in diesem Kapitel hinzuweisen, da er ein typisches Element der indischen Lebenskultur darstellt. Und ein sehr spezielles kulturelles Phänomen abbildet, das Menschen aus allen Gesellschaftsschichten und Regionen des Landes miteinander verbindet und grundsätzlich zu verstärkter körperlicher Bewegung einlädt, wie immer diese individuell aussehen mag.

Die Kraft und die Säulen des Yoga für nachhaltiges Abnehmen

Nun sind wir bei den Schlüsselelementen der indischen Lebensphilosophie angelangt, nämlich der regelmäßigen Praxis von Yoga, inklusive Atemtechniken, und Meditation.

Yoga und Meditation werden in Indien bereits seit mehreren tausend Jahren praktiziert. Die Yogalehre verbindet philosophische Überlegungen mit geistigen und körperlichen Übungen. Die Säulen des Yoga sind Atemübungen, Meditation, Asanas, Entspannung und richtige Ernährung! Körper, Geist und Seele sollen dabei auf optimale Weise verbunden werden. Yoga bedeutet übersetzt genau das, nämlich »Verbinden«. Yoga ist eine religionsübergreifende Tradition, die in Indien von Angehörigen des Hinduismus, des Sikhismus, des Jainismus, des Buddhismus praktiziert wird. Yoga ist in Indien deswegen so beliebt, da es sich für jeden Menschen jeder Altersklasse eignet, weil es so viele verschiedene Varianten gibt. Letztendlich kommt es also nur darauf an, das Yoga zu finden, das zum eigenen Typ und zum aktuellen Gesundheitszustand passt. Es würde den Rahmen dieses Buches sprengen, hier auf einzelne Yogaübungen einzugehen und diese im Detail zu erklären. Mir geht es vor allem darum, dass du regelmäßige Bewegung, auch in Form von Yoga, in deinen Alltag integrierst. Ich lade dich daher dazu ein, verschiedene Möglichkeiten der Yoga-Praxis einfach einmal auszuprobieren, um festzustellen, ob dir eher die dynamischen oder doch die statischen Prägungen dieser Form der Bewegung zusagen.

Yoga ist nicht nur eine körperliche Aktivität, sondern ein ganzheitlicher Ansatz für Gesundheit und Wohlbefinden. Indem du Yoga in dein Abnehmprogramm integrierst, schaffst du dir nicht nur die Grundlage für einen fitten Körper, sondern auch für einen klaren Geist und eine ausgeglichene Seele. Auf dem Weg zu deinem gesunden und nachhaltigen Gewichtsverlust öffne ich dir nun die Tür zu einer jahrhundertealten Praxis, die nicht nur den Körper formt, sondern auch deinen Geist und deine Seele nährt. Denn dein Ziel sollte neben dem Abnehmen auch das Erreichen eines langfristig ausgewogenen Lebensstils sein. Lass uns nun gemeinsam eintauchen in die Welt der Asanas, der Pranayama und der Meditation, um die transformative Kraft des Yoga auf dem Weg zum Wohlbefinden und Wohlfühlgewicht zu erkunden.

Yoga – Asanas für einen aktiven, bewussten Lebensstil
Asanas sind körperliche Haltungen oder Positionen, die im Yoga eingenommen werden. Das Wort kommt aus dem Sanskrit und bedeutet wörtlich »Sitz« oder »Haltung«. Im Kontext des Yoga bezieht sich Asana jedoch auf eine breite Palette von Körperhaltungen, die sowohl dynamisch als auch statisch sein können. Die Asanas des Yoga bieten nicht nur eine herausfordernde körperliche Aktivität, sondern fördern auch Flexibilität und Kraft. Der Sonnengruß, die Kriegerhaltungen und andere Asanas können außerdem dazu beitragen, deinen Stoffwechsel anzukurbeln, Muskelmasse aufzubauen und deine allgemeine körperliche Fitness zu verbessern. Indem du Yoga regelmäßig in deinen Alltag integrierst, legst du einen wichtigen Grundstein für einen aktiven Lebensstil, der deinen nachhaltigen Gewichtsverlust unterstützt.

Wichtige und bekannte Yogaübungen sind:

1. Lotussitz – Padmasana
2. Dreieck – Trikonasana
3. Gedrehter seitlicher Winkel – Parivrtta Parsvakonasana
4. Brett – Chaturanga
5. Herabschauender Hund – Adho Mukha Svanasana
6. Krieger oder Heldenstellung – Virabhadrasana
7. Tänzer – Natarajasana
8. Baum – Vrksasana

Pranayama und Stressabbau

Pranayama ist eine Sammlung von Atemübungen im Yoga, die darauf abzielen, die Kontrolle über die Lebensenergie, auch als »Prana« bekannt, zu fördern. »Prana« ist der Sanskrit-Begriff für vitale Lebenskraft oder Energie, die durch Atmung, Nahrung und andere Quellen aufgenommen wird. Pranayama kann dir als wirksames Werkzeug dienen, um Stress abzubauen und dadurch auch emotional bedingte Essanfälle zu reduzieren. Durch gezielte Atemübungen wie die Wechselatmung oder eine tiefe Bauchatmung kannst du nicht nur deinen Geist beruhigen, sondern auch deinen Cortisolspiegel reduzieren, was ebenfalls den Drang zu ungesunden Essgewohnheiten mindert.

Pranayama-Übungen

- helfen gegen Heißhunger
- lindern physische und psychische Anspannungs-Probleme
- beruhigen den Herzschlag und helfen bei Herzerkrankungen
- senken den Blutdruck
- regen die Verdauung an
- helfen bei Schlafstörungen und Einschlafproblemen
- beruhigen Körper und Geist
- lindern innere Unruhe
- beruhigen und entspannen das Nervensystem
- unterstützen die Regeneration
- fördern die Intuition und geistigen Fähigkeiten
- fördern die Konzentrationsfähigkeit und erhöhen die Achtsamkeit

Pranayama-Übungen werden oft in Kombination mit anderen Elementen des Yoga, wie Asanas (Körperhaltungen) und Meditation, praktiziert.

Yoga für erhöhte Achtsamkeit beim Essen
Yoga bedeutet nicht nur, bestimmte Stellungen einzunehmen und in diesen eine Weile zu verharren. Wie du ja schon weißt, ist Achtsamkeit ein zentraler Aspekt des Yoga. Diese Achtsamkeit kannst du auch auf deine Ernährung ausdehnen. Du betreibst also auch Yoga, indem du dich während der Mahlzeiten vollkommen auf den gegenwärtigen Moment konzentrierst und dich sehr bewusst dem Essensprozess hingibst. Durch bewusstes Essen und die Wahrnehmung von Hunger- und Sättigungssignalen lernst du, auf eine gesündere Weise mit Nahrung umzugehen. Dadurch wirst du dein Sättigungsgefühl sehr viel klarer und intensiver wahrnehmen. Yoga bringt dir nahe, dich mit deinem Körper inniger zu verbinden und auf seine Bedürfnisse zu hören, was wiederum zu einem sehr viel bewussteren Umgang mit allen Themen rund um Ernährung führen kann. Yoga fördert somit auch ein tieferes Verständnis für die Bedürfnisse deines Körpers

Meditation als Unterstützung deines emotionalen Gleichgewichts
Die Integration von Meditation in die Yogapraxis kann eine holistische Herangehensweise an das Abnehmen fördern, die über körperliche Aktivität und Ernährung hinausgeht. Die intensive Reise des Abnehmens ist meist von emotionalen Höhen und Tiefen begleitet. Meditation bietet dir in diesen unruhigen Zeiten jederzeit einen Raum der Ruhe und Selbstreflexion. Wenn du regelmäßig für dein emotionales Gleichgewicht sorgst, wirst du langfristig besser mit Stress umgehen und den Drang zu übermäßigem Essen in stressigen Situationen reduzieren können.

Regelmäßige Meditation fördert die Selbstwahrnehmung und wird es dir ermöglichen, bewusstere Entscheidungen über deine Ernährung zu treffen. Durch die dadurch eintretende Verbesserung der emotionalen Stabilität wirst du langfristig weniger deiner Neigung nachgeben, dich impulsiv ungesunden Lebensmitteln zuzuwenden, insbesondere in stressigen Situationen. Das bewusste Beobachten deiner Gedanken und Gefühle während der Meditation kann dazu beitragen, die Muster von Heißhunger und übermäßigem Essen zu erkennen und zu durchbrechen.

Außerdem fördert die Praxis der Meditation deine Fähigkeit zur Selbstakzeptanz und Selbstliebe, was dich dabei unterstützt, ein positives Körperbild zu entwickeln und den Druck und die negativen Emotionen zu reduzieren, die manchmal mit dem Streben nach einem bestimmten Gewicht oder Körperbild verbunden sind.

Wie du siehst, repräsentieren Cricket, Yoga, Meditation und andere Formen von Bewegung eine tief verwurzelte kulturelle Praxis in Indien. Sie spiegeln nicht nur physische Aktivität wider, sondern sind Ausdruck einer Lebensphilosophie, die Körper und Geist in Einklang bringt. Dieses indische Bewegungsmantra erinnert uns daran, dass die wahre Bedeutung der Bewegung nicht nur in äußeren Handlungen liegt, sondern auch in der inneren Entfaltung und dem Streben nach Ganzheitlichkeit.

Genussfakten zum Abnehmen

Richtige Ernährung ist kein Ersatz für Bewegung. Abnehmen funktioniert nur in einer konstanten Kombination beider Elemente.

Regelmäßige Bewegung verbessert deine Stimmung, dein allgemeines Wohlbefinden und unterstützt deinen Abnehmprozess.

Bewegung ist entscheidend, um einen schnellen Stoffwechsel zu unterstützen und mehr Kalorien pro Tag zu verbrennen.

Dein Ziel sollte neben dem Abnehmen auch das Erreichen eines langfristig ausgewogenen Lebensstils sein.

Nutze die nachhaltige Kraft der verschiedenen Formen von Yoga, um deinen Abnehmweg motivierend zu begleiten.

Wenn wir jedem Menschen die richtige Dosis Nahrung und Bewegung geben könnten, nicht zu viel und nicht zu wenig, hätten wir den besten Weg zur Gesundheit gefunden.

Hippokrates

KAPITEL 8

Das indische Ernährungs- und Bewegungsprogramm

Sichtbar und gesund abnehmen

Du weißt nun sehr viele Dinge, die dich in deinem neuen Denkprozess auf dem Weg zu deinem finalen Abnehmziel unterstützen und leiten. Aber zu wissen bringt nichts, wenn du nicht ins *Tun* kommst! Dieses Kapitel wird dich dabei unterstützen, die richtigen Schritte in der richtigen Reihenfolge zu setzen, um genussvoll, gesund und vor allem sichtbar abzunehmen. Stell dir einfach jetzt schon vor, wie glücklich du sein wirst, wenn dein Umfeld mit Staunen und Bewunderung in der Stimme zu dir sagt: »Wow, du siehst ja fantastisch aus. Wie ist es dir gelungen, so viel abzunehmen?« Mir persönlich wichtig ist dabei vor allem der Gesundheitsfaktor betreffend alle deine Abnehmaktivitäten. Natürlich kannst du innerhalb sehr kurzer Zeit mit einer Crash-Diät sehr viel an Gewicht verlieren, das wäre dann eine sehr rasche Sichtbarkeit deiner äußerlichen Veränderung. Aber was nützt dir diese, wenn du die verlorenen Kilos danach ebenso rasch wieder ansammelst? In diesem sehr praxisorientierten Kapitel erhältst du von mir eine konkrete Anleitung zur genussvollen kombinierten Umsetzung des indischen Ernährungs- und Bewegungsprogramms. Hier kommt alles, was wir bislang behandelt haben, final und stimmig in einem wirksamen Gesamtkonzept zusammen!

Du konntest dir bisher im theoretischen Teil in Kapitel vier alle wesentlichen Nährstoffe einprägen. Aus den Informationen aus Kapitel fünf zu nährstoffreichen sowie ungesunden Lebensmitteln weißt du, dass diszipliniert und kontrolliert essen ein völlig neuer Lernprozess ist, den du erst verinnerlichen musstest. Dir ist nun klar, warum bewusst und gesund essen eine grundlegende Bewusstseinsänderung und demzufolge eine Verhaltensänderung erfordert, und warum zu einem erfolgreichen Abnehmweg ach unbedingt das Einhalten des indischen Bewegungsmantras gehört! Du verfügst an dieser Stelle nun über alle entscheidenden Informationen und kennst die Voraussetzungen für den motivierten Start meines ausbalancierten Ernährungs- und Bewegungs-Programms.

Apropos Motivation: Im Gegensatz zu vielen anderen Abnehm- und Diätansätzen wirst du während des von mir entwickelten Gesamtprogramms des Abnehmens – bestehend aus dem *E*rnährungs-*T*rainings-*P*rogramm ETP (Standard) bzw. dem *E*rnährungs-*T*rainings-*P*rogramm ETP (Vegetarisch) und dem *B*ewegungs-*T*rainings-*P*rogramm (BTP) – nicht hungern und kaum auf genussvolles Essen verzichten müssen.

Grundlegende Schritte, die dir in Fleisch und Blut übergehen sollten

Im Prinzip weißt du genau, was du für deine Gesundheit tun solltest. Aber, wissen und tun sind nur allzu oft zwei verschiedene Paar Schuhe! Zum Auftakt dieses Programms ist es deswegen erforderlich, dass du einfach einmal ins Tun kommst und einen kraftvollen und willensstarken Startschuss setzt! Die Kernfrage, die du dir jetzt stellen solltest, lautet: »Welche grundlegenden und wesentlichen Schritte und neuen Gewohnheiten sind für den Start dieses Programms notwendig, um langfristig abzunehmen und einen gesünderen Lebensstil zu pflegen?«

Schritt 1: Grüße den Tag!

Jeden neuen Tag mit Gelassenheit und ohne Stress frühzeitig zu beginnen, hat etwas für sich, nicht ohne Grund sagen wir ja auch »Morgenstund' hat Gold im Mund« oder feiern den »frühen Vogel und seinen Wurm«. Meine Empfehlung lautet, konsequent und diszipliniert zwischen 5.30 Uhr und 6.30 Uhr aufzustehen. Besonders ideal ist es, wenn es dir gelingt, jeden Tag zur ca. gleichen Zeit dein Bett zu verlassen!

Davor solltest du ca. sieben Stunden gut und tief geschlafen haben, wobei mir natürlich bewusst ist, dass manche Menschen mit weniger Schlaf auskommen oder die sieben Stunden aus gesellschaftlichen, logistischen, arbeits- oder reisetechnischen Gründen nicht immer machbar sein werden.

Schritt 2: Das Frühstück wartet! – idealerweise zwischen 6.30 und 7.30 Uhr

Versuche, unbedingt immer zu frühstücken! Es ist ungesund, es nicht zu tun. Ich halte daher von der Variante des allseits so beliebten Intervallfastens, erst zu Mittag die erste Mahlzeit einzunehmen, rein gar nichts. Dein Tag sollte immer mit einer Mahlzeit beginnen! Was du innerhalb des ETP über den Tag hinweg essen solltest, erfährst du später in diesem Kapitel.

Denke beim Frühstück – wie bei allen folgenden Mahlzeiten – an die Grundregel von Kapitel vier und lege dein Smartphone beiseite, schalte Radio und TV aus und lass vor allem dein Notebook zugeklappt. Nimm dir auch während der Arbeitswoche wenigstens zwischen fünfzehn und zwanzig Minuten Zeit für ein ruhiges Frühstück, es wird dich völlig anders in den Tag tragen. Viele Berufstätige eilen sofort nach dem Aufstehen in ihr Büro, erstehen auf den Weg dahin ein süßes Teilchen und verspeisen dieses hastig an ihrem Schreibtisch, während sie die ersten E-Mails des Tages beantworten. Genuss sieht anders aus, und abnehmen kannst du bei dieser Vorgehensweise sowieso vergessen. An den Wochenenden könntest du deine Frühstückszeiten etwas nach hinten verschieben, achte aber auch dabei darauf, immer dieselben Zeitfenster einzuhalten. Falls du einmal zu einem sonntäglichen Brunch eingeladen bist, der später beginnt, kannst du diesen unbesorgt genießen, er sollte aber eher die Ausnahme denn die Regel sein!

Wichtig dabei: Nimm zwischen dem Frühstück und dem Mittagessen nichts zu dir und verzichte am besten auch auf Kaffee und Tee, trinke lieber Wasser. Das bereitet dich und deinen Magen optimal auf das Mittagessen vor!

Schritt 3: Lunch Time – idealerweise zwischen 12.00 Uhr und 13.00 Uhr

Wenn du zwischen dem Frühstück und dem Mittagessen tatsächlich nichts gegessen hast, wirst du jetzt ein natürliches Hungergefühl verspüren und das Mittagsmahl mit Freude verspeisen. Natürlich wie immer ohne die bereits hinlänglich bekannten Nebenablenkungen. Lass dir dieses Mantra in Fleisch und Blut übergehen: »Wenn ich esse, esse ich. Wenn ich arbeite, arbeite ich. Vermischungen finden nicht statt.« Es hilft, sich diese Aussagen immer wieder ins Gedächtnis zu rufen, um sie als tägliche Rituale abzuspeichern.

Schritt 4: Ein Päuschen am Nachmittag – idealerweise zwischen 15.30 Uhr – 16.00 Uhr

Ja, du hast am Nachmittag oft Stress oder bist vertieft in die Erstellung einer wichtigen Präsentation. Nimm dir trotzdem die Zeit für eine viertelstündige Kaffee- oder Teepause, verbunden mit einem kleinen, gesunden Snack. Viele Unternehmen bieten diese Pausenmöglichkeiten für ihre Mitarbeitenden am Nachmittag für die Möglichkeit von beruflichem »Small Talk« an, was auch für ein abteilungsübergreifendes Update der laufenden Geschäfte wichtig sein kann.

Schritt 5: Dinner Time – idealerweise zwischen 18.30 Uhr und 19.30 Uhr

Das Abendessen sollte immer die letzte Mahlzeit des Tages sein! Anschließendes Snacken beim Fernsehen oder

Streamen ist in meinem Ernährungsprogramm nicht vorgesehen! Nimm dir ausreichend Zeit für das Abendessen mit deiner Familie oder deinen Freunden und lasse deinen Tag gelassen ausklingen.

Schritt 6: Dein Bett ruft – schlafen gehen – idealerweise zwischen 22.30 Uhr und 23.30 Uhr

Versuche, die Zeit, zu der du schlafen gehst, so regelmäßig wie möglich zu halten, um dein System in einen Zustand der Konsistenz zu bringen, das unterstützt den Abnehmprozess und bringt dir gleichzeitig optimale nächtliche Erholung.

Während der zwölf Wochen der Umsetzung dieses kombinierten Bewegungs- und Ernährungsprogramms solltest du alle diese sechs täglichen Schritte und vor allem die genannten Zeiten so genau wie möglich einhalten, um dein System entsprechend zu programmieren, auch wenn dies im Alltag nicht immer einfach sind wird. Aber ich garantiere dir, wenn du diese drei Monate so diszipliniert wie möglich durchhältst, bist du deinem Abnehmziel bereits einen großen Schritt nähergekommen und diese Art, deinen Tag zu gestalten, ist dir zur lieben Gewohnheit geworden, die du unbedingt beibehalten willst.

Du brauchst keine Technik, nur deinen absoluten Willen

Eines ist mir noch wichtig, darzulegen, bevor wir zum Ernährungsteil des Programms kommen. Einer der großen Vorteile meines Konzepts ist es, dass du nicht ständig Kalorien zählen musst und dir auch die täglichen Aufzeichnungen über deine getanen Schritte, Pulsmessungen und ähnliche Kinkerlitzchen ersparen kannst!

Das heißt, du benötigst auch keine zusätzlichen technischen Gerätschaften wie Fitness-Tracker inklusive Kalorien-Zähler, eine Smartwatch mit Kalorien-Zähler und

Übertragungsmöglichkeit dieser Daten auf weitere technische Geräte, um alles korrekt zu belegen, ein Fitness-Armband mit Pulsmesser und Kalorien- und Schrittzähler.

Ich rate dir dringend an, all diese »Nice-To-Have«-Tools schlicht und ergreifend zu vergessen, du brauchst sie nicht, um deinem Abnehmziel treu zu bleiben, denke lieber jeden Tag an das Erreichen deines großen Vorhabens, denn du musst es nur ausreichend wollen! Wir folgen hier dem sanften, indischen Weg des Abnehmens und dieser kommt ohne Technik aus! Diese Aussage gilt jedoch explizit nicht für Berufssportler und Berufssportlerinnen, die diese technischen Hilfsmittel auf jeden Fall benötigen, um ihre Trainingsabläufe detailliert zu kontrollieren und ihre Leistungen zu optimieren.

Ich beobachte es immer wieder: Die meisten Menschen, die abnehmen wollen, stürzen sich zu Beginn hochmotiviert in das »Abenteuer« des Abnehmens und kaufen voller Begeisterung alles an unterstützenden Hilfsmitteln, was der Markt nur hergibt. So ging es auch meinen Freunden Patricia und Gerhard. Sie wollten vor zwei Jahren unbedingt abnehmen, und da sie beide in der IT-Branche tätig sind, gingen sie die ganze Sache auf einer rein technischen Ebene an. Sie verfügten über eine Unmenge an Trackern, Pulsmessern und Schrittzählern, ließen täglich ihre Bewegungsdaten via Smart-Watch auf ihre Smartphones übertragen und erstellten daraus komplizierte und elaborierte Statistiken, die sie mir begeistert und stolz vorlegten. Auf meine trockene Frage, wie viel sie denn jeweils schon abgenommen hätten und wo dieser Gewichtsverlust denn in der Statistik erkennbar sei, erntete ich als Reaktion nur nervöses Hüsteln. Die beiden essen sehr gerne, üben einen sitzenden Beruf aus und hatten im Eifer des technisch-statistischen Gefechts vollkommen vergessen, einem klaren Abnehmplan zu folgen. Auf meinen Rat hin hörten sie auf, sich wie das statistische Zentralamt zu gebärden, und folgten meinem indischen Ernährungs- und Bewegungsprogramm. Heute sind beide stolz auf einen

BMI-Wert von unter 25, sie bewegen sich regelmäßig und haben sich fast ausschließlich der vegetarischen Ernährung verschrieben!

Jetzt geht es los – Ernährungs-Trainings-Programm (ETP) – Standard

Dieses detaillierte Ernährungs-Programm entspricht vom Aufbau her vollkommen der indischen Art und Weise, zu essen und den kulinarischen Tag zu gestalten. Aber da ich dich, liebe Leserin und dich, lieber Leser, vorrangig im Raum DACH vermute, habe ich die folgenden Menüvorschläge an die Lebensmittel unserer Breiten angepasst, da du ja nicht immer ein indisches oder ayurvedisches Restaurant aufsuchen kannst und die Kantine in deinem Unternehmen typisch indische Optionen vermutlich nicht anbietet.

Das Programm läuft über zwölf Wochen, und wir beginnen mit der Standard-Version, auf die vegetarische Variante gehe ich im Anschluss ein.

Programm-Ablauf – Standard

Ermittle zum Auftakt deinen BMI wie in Kapitel zwei erläutert. Zur Erinnerung, das geht so: dein Gewicht in kg/Größe in Meter hoch 2.

Erstelle dann eine Tabelle, wenn möglich, eine Excel-Tabelle, und trage jeden Montag, zu Beginn einer jeden Woche, den jeweiligen Tages-BMI dieses Montags ein. So kannst du die Entwicklung deines BMI über die gesamte Programmdauer von zwölf Wochen hinweg detailliert festhalten und verfolgen. Details dazu findest du in der Anhang A.

Dein täglicher Essensablauf während der ersten beiden Monate des Programms

Es gelten zur Strukturierung deines Tages die im Unterkapitel »Grundlegende Schritte, die dir in Fleisch und Blut übergehen sollten« dargelegten Abläufe. Nur wenn du diese in Kombination mit den folgenden Menükompositionen akribisch zwölf Wochen lang verfolgst und auch das später in diesem Kapitel noch folgende Bewegungsprogramm einhältst, wird dir ein sicherer und sichtbarer Abnehmerfolg gegeben sein!

Die folgenden Optionen sind Musterbeispiele für deine tägliche Essensplanung, weitere Variationsmöglichkeiten findest du in der Anhang C. dieses Kapitels.

1. Frühstück

- Trinke gleich nach dem Aufstehen ein halbes Glas Wasser.
- Essen: zwei Scheiben Schwarzbrot mit wenig Butter, davon eine Scheibe mit Wurst oder Schinken, die andere mit Marmelade, die wenig Zucker enthält.
- Getränk: ein bis zwei Tassen Kaffee oder schwarzer Tee, oder Pfefferminz-, Kamillen- oder Ingwertee, alle Getränke sind ohne Zucker zu konsumieren.
- Obst: ein Apfel oder eine Grapefruit oder Orange, geschält essen, aber keinen Obstsaft trinken!

2. Mittagessen

- Essen: Suppe, ein großer Salat oder alternativ ein kleines Fleischstück plus Salat
- Nachtisch: Quarkspeise mit wenig Zucker oder Joghurt
- Getränk: Wasser oder Tee bzw. eine Tasse Kaffee ohne Zucker

3. Nachmittags-Snack

- Essen: ein kleines Stück Kuchen mit wenig Zucker und ohne Sahne
- Getränk: Tee oder Kaffee ohne Zucker

4. Abendessen

- Essen: zwei Scheiben Schwarzbrot mit Schinken ohne Fett und Salat
- Nachtisch: Apfelmus mit wenig Zucker oder Joghurt
- Getränk: Wasser, gelegentlich ein Glas trockener Rotwein, kein Bier

Grundsätzlich gilt außerdem betreffend deinen Nahrungsplan für die Standard- wie auch für die vegetarische Variante:

- Alle Gerichte möglichst mit wenig Zucker und Salz zubereiten.
- Kohlenhydrathaltige Lebensmittel sparsam einsetzen.
- Alle Gerichte mit möglichst wenig Fett zubereiten.
- Überreifes Obst (wegen Zuckergehalt) vermeiden.
- Übermäßig gesüßte Speisen und Naschereien vermeiden.
- Viel Wasser trinken, möglichst ohne Kohlensäure, zwei bis drei Liter pro Tag.

Falls du in den ersten Tagen des Programms zwischen den Mahlzeiten Hunger bekommen solltest, kannst du einen Apfel oder ein Joghurt mit 1,5 Prozent Fettgehalt zu dir nehmen.

Dein täglicher Essensablauf während des dritten Monats des Programms

Ich gehe davon aus, dass du an dieser Stelle das bisher achtwöchige Programm bereits erfolgreich durchlaufen hast, und beglückwünsche dich herzlich dazu! Du hast nun mit Sicherheit bereits einen niedrigeren BMI-Wert erreicht, und die ersten Änderungen an deiner Silhouette sollten sichtbar sein. Ist dies der Fall, brauchst du nichts anderes zu tun, als das Programm der ersten beiden Monate einfach fortzusetzen, allerdings mit dem Unterschied, dass du den Umfang der Essens-Portionen um 10 bis 20 Prozent erhöhen darfst, wenn du das möchtest. Meiner Erfahrung nach wirst du jedoch bei konsequenter Befolgung der Vorgaben des Programms gar keine Lust darauf haben. Denn du und dein Magen haben sich jetzt an die kleineren Portionsgrößen gewöhnt und sind an zusätzlicher Nahrungsaufnahme gar nicht mehr interessiert. Durch diese neue Art zu essen tritt dein Sättigungsgefühl sehr viel früher ein, und dein Appetit programmiert sich automatisch neu, du willst daher nicht mehr essen, als dein Körper braucht.

Ernährungs-Trainings-Programm (ETP) – Vegetarisch

Dieses Programm ist vom Ablauf her identisch mit dem bereits beschriebenen Ernährungs-Trainings- Programm (ETP) – Standard und verteilt sich ebenfalls über eine Dauer von zwölf Wochen.

Programm–Ablauf – Vegetarisch

Folge drei Monate lang den vorgeschlagenen Tagesabläufen, wie unter »Grundlegende Schritte, die dir in Fleisch und Blut übergehen sollten« beschrieben. Die Essensroutine läuft bei der vegetarischen Variante im Grunde genauso ab, wie im Standard-Programm beschrieben, der einzige Unterschied besteht darin, dass die vorgeschlagenen Menüabfolgen vegetarischer Natur sind.

Die folgenden Optionen sind ein Musterbeispiel für deine tägliche Essensplanung, weitere Variationsmöglichkeiten findest du in der Anhang D. dieses Kapitels.

1. Frühstück

- Trinke gleich nach dem Aufstehen ein halbes Glas Wasser.
- Essen: zwei Scheiben Schwarzbrot mit wenig Butter, davon eine Scheibe mit Käse und die andere mit Marmelade, die wenig Zucker enthält
- Getränk: ein bis zwei Tassen Kaffee oder schwarzer Tee, oder Pfefferminz-, Kamillen- oder Ingwertee, alle Ge-

tränke sind ohne Zucker zu konsumieren
- Obst: ein Apfel oder eine Grapefruit oder Orange, geschält essen, aber keinen Obstsaft trinken!

2. *Mittagessen*
- Essen: Suppe und ein großer Salat oder alternativ ein Gemüseauflauf
- Nachtisch: Quarkspeise mit wenig Zucker oder Joghurt
- Getränk: Wasser oder Tee bzw. eine Tasse Kaffee ohne Zucker

3. *Nachmittags-Snack*
- Essen: ein kleines Stück Kuchen mit wenig Zucker und ohne Sahne
- Getränk: Tee oder Kaffee ohne Zucker

4. *Abendessen*
- Essen: zwei Scheiben Schwarzbrot mit Gemüseaufstrich und Salat
- Nachtisch: Apfelmus mit wenig Zucker oder Joghurt
- Getränk: Wasser, gelegentlich ein Glas trockener Rotwein, kein Bier

Nachdem wir uns intensiv dem Ernährungsprogramm gewidmet haben, können wir jetzt zu dem ebenso wichtigen Bewegungsteil des indischen Ernährungs- und Bewegungsprogramms übergehen!

Bewegungs-Trainings-Programm – BTP

Für den gesunden und sichtbaren Gesamterfolg deines Abnehmprozesses solltest du zusätzlich unbedingt das folgende Bewegungs-Trainings-Programm beherzigen. Bitte sieh diese beiden Teile, das Ernährungs- und das Bewegungsprogramm, als eine untrennbare Einheit an, die einander bedingen. Ohne konsequente Umsetzung dieser beiden Elemente ist ein optimales Erreichen deines Abnehmziels kaum möglich. Es geht also um Bewegung, Bewegung, Bewegung, und dies vor allem zur richtigen Zeit!

Bewegung vor dem Frühstück

Nun schließt sich der Kreis zu den Anregungen des indischen Bewegungsmantras aus Kapitel sieben. Ich empfehle, dir noch vor dem Frühstück ca. zehn bis zwanzig Minuten Zeit zu nehmen für ein paar Atemübungen – Pranayama –, ein wenig Yoga zu machen oder kurz zu meditieren. In Indien beginnen die meisten Menschen ihren Tag auf diese Weise, für die meisten wäre es undenkbar, ohne ihre morgendlichen Bewegungsrituale zur Arbeit zu gehen. Mir ist klar, dass es für Berufstätige, die meist einen Arbeitstag von acht bis zehn Stunden vor sich haben, nicht leicht ist, diesen morgendlichen Bewegungsreigen jeden Tag fix einzuplanen. Wenn du es nicht schaffst, könntest du – falls von der Distanz her möglich – zu Fuß zur Arbeit gehen, oder die öffentlichen Verkehrsmittel ein oder zwei Stationen früher verlassen und den Rest des Weges zu Fuß zurücklegen, oder aber, nachdem du dein Auto geparkt hast, einen kurzen Spaziergang um den Häuserblock machen, bevor du deine Arbeit aufnimmst. Jeder Schritt, den du am Morgen zusätzlich zurücklegst und dabei Sauerstoff tankst, bringt dein System in Bewegung!

Bewegung nach dem Mittagessen

Ich empfehle dir, soweit möglich, nach dem Mittagessen einen kleinen Spaziergang von ca. fünfzehn bis zwanzig Minuten zu machen. Die indischen Ernährungswissenschaftler sind der Meinung, dass solche Pausen wertvolle meditative Ruhe bieten und die Produktivität im Berufsalltag steigern. Die Zeit, die du für deinen Spaziergang einplanst, ist also sehr gut investiert, wenn du danach am Nachmittag durch diese kleine Genusspause umso rascher vorankommst! Mir ist bewusst, dass dies vermutlich nicht jeden Tag funktionieren kann, wenn berufliche Meetings über die Mittagszeit hinweg andauern oder sehr früh am Nachmittag beginnen. Versuche einfach, diese kleine mittägliche Spazierpause so oft wie möglich einzuhalten.

Bewegung nach dem Abendessen

Es wäre außerdem sehr gesund und höchst empfehlenswert, nach dem Abendessen noch zu einem kleinen Spaziergang aufzubrechen. Ja, der Schweinehund wird aufjaulen, aber du wirst mit jedem Tag besser darin werden, ihn zu überlisten!

Grundsätzlich gilt zur Bewegung außerdem folgendes: Indische Sportwissenschaftler messen der Bewegung und dem Freizeitsport extrem hohen Stellenwert bei und empfehlen mindestens:

- 3 × pro Woche Schwimmen (je ca. 60 Min.) oder
- 3 × pro Woche Joggen oder Radfahren (je ca. 60 Min.) oder
- 4 × pro Woche spazieren gehen (je ca. 50 Min.) oder
- 3 × pro Woche Sport treiben (Fußball, Tennis, Volleyball, Badminton, Hockey, Basketball etc.) oder
- 3 × pro Woche Krafttraining im Fitnessstudio oder
- für ältere Menschen 3 × pro Woche Training mit Hanteln (1,5 kg) oder Tera-Band-Übungen (Stärke Medium – je ca. 40 bis 60 Min.)

Wenn du die Kombination meines Ernährungs- und Bewegungsprogramms konsequent über drei Monate hinweg angewendet hast, wird dein großartiger Abnehmerfolg glänzend und strahlend für alle sichtbar sein, dein BMI so niedrig wie schon lange nicht ausfallen, und dein generelles Wohlbefinden wird neue Dimensionen erreicht haben, die dich zum Staunen bringen werden!

Genussfakten zum Abnehmen

Gesundes und sichtbares Abnehmen ist durch die ideale Kombination des indischen Ernährungs- *und* Bewegungsprogramms möglich.

Beachte während der gesamten zwölf Wochen der Umsetzung des kombinierten Bewegungs- und Ernährungsprogramms alle sechs empfohlenen Schritte zum idealen Tagesablauf und halte die vorgeschlagenen Zeiten so genau wie möglich ein.

Ernähre dich innerhalb des Plans gemäß den vorgeschlagenen Menüabfolgen für deinen nachhaltigen Abnehmerfolg.

Beginne deinen Tag mit einem der indischen Morgenrituale Atemübungen, Yoga oder Meditation.

Baue regelmäßige Sporteinheiten in dein Leben ein.

Liebe Leserinnen und Leser, ihr findet nun zum Abschluss dieses Kapitels alle für euren langfristigen Abnehmerfolg relevanten Checklisten. Macht euch wirklich die Mühe und arbeitet während der zwölf Wochen des Ernährungs- und Bewegungsprogramms mit diesen Unterlagen, ihr werdet sehen, es lohnt sich! Danach sind alle diese neuen Denk- und Handlungsprozesse zur Gewohnheit geworden, und ihr braucht nie wieder eine Liste anzugreifen. Versprochen!

Programm-Formulare und Essensvariationen

Anhang A – Checkliste – (Wochen-Programm)
Jeden Montag auszufüllen

Woche	Tag	Datum	Gewicht	BMI	Kommentare
1	Montag				
2	Montag				
3	Montag				
4	Montag				
5	Montag				
6	Montag				
7	Montag				
8	Montag				
9	Montag				
10	Montag				
11	Montag				
12	Montag				

Anhang B – Auszufüllen jeden Tag (12 Wochenlang) – insgesamt 84 Tage

T	W	WT	B	FS	ME	B	NS	B	AE	B	K4.3	Note	Kommentare
1	1	Mo											
2	1	Di											
3	1	Mi											
4	1	Do											
5	1	Fr											
6	1	Sa											
7	1	So											
…	…	…											
8	2	Mo											
9	2	Di											
…	…	…											
…	…	…											
81	12	Do											
82	12	Fr											
83	12	Sa											
84	12	So											

Erläuterungen
T = Tag, **W** = Woche, **WT** = Wochentag, **B** = Bewegung, **FS** = Frühstück, **ME** = Mittagessen, **NS** = Nachmittags-Snack, **AE**= Abendessen
K4.3 = Regeln von Kapitel 4.3, **Note** = Schulnote 1 bis 5, **Kommentare**

Anleitung zum Ausfüllen des Formulars

1. Trage jeden Tag zunächst die Tagesdaten **T, W, WT** in das Formular ein.
2. Je nach deiner Zufriedenheit mit deinem Bewegungsablauf des Tages, trägst du in das Kästchen **B**, bei Zufriedenheit das Pluszeichen (+) und bei Unzufriedenheit das Minuszeichen (-) ein.
3. Je nach deiner Zufriedenheit mit deinem Essensablauf des Tages, trägst du in das Kästchen **FS, ME, NS** und **AE**, bei Zufriedenheit das Pluszeichen (+) und bei Unzufriedenheit das Minuszeichen (-) ein.
4. Je nach deiner Zufriedenheit mit deiner Einhaltung der Regeln von Kapitel vier an diesem Tag, trägst du in das Kästchen **K4 – diszipliniert und kontrolliert essen** – bei Zufriedenheit das Pluszeichen (+) und bei Unzufriedenheit das Minuszeichen (-) ein.
5. Je nach deiner Zufriedenheit mit deinem Tagesablauf (Essen und Bewegung) kannst du jetzt die Gesamtnote in das Kästchen **Note** (1 bis 5) eintragen.
6. Das Kästchen **Kommentare** ist vorgesehen für deine besonderen Anmerkungen, wie z. B. an diesem Tag krank, Geburtstag, Feier usw. als Begründung einer eventuell nicht so ganz zufriedenstellenden Note.

Beispiel

T	W	WT	B	FS	ME	B	NS	B	AE	B	K4.3	Note	Kommentare
1	1	Mo	–	+	+	+	+	+	–	–	–	3	*Familien-Feier*

Anhang C Essensvariationen für Mittag- und Abendessen – Standard

Mittagessen (Fünf Vorschläge mit Salat)

1. Brokkolisuppe, kleines Fleischgericht mit Reis
2. Blumenkohlsuppe, Schinkennudeln mit Tomatensoße
3. Spargelsuppe, Fischfilet
4. Tomatensuppe, Hähnchenkeule
5. Karottensuppe, Rindersaftgulasch

Abendessen (Fünf Vorschläge mit Salat)

1. Schinkennudeln, Obst
2. Schwarzbrot mit Käseaufschnitt, Banane
3. Spinat-Tortellini, Apfel
4. Fisch mit Kartoffeln, Birne
5. Thunfisch mit Brot

Anhang D Essensvariationen für Mittag- und Abendessen – Vegetarisch

Mittagessen (Fünf Vorschläge mit Salat)

1. Tomatensuppe, Gemüselasagne
2. Blumenkohlsuppe, Spinat-Tortellini
3. Spargelsuppe, Kartoffeltaschen mit Tomatensoße
4. Brokkolisuppe, Pizza (vegetarisch)
5. Karottensuppe, Apfelstrudel mit Vanillesoße

Abendessen (Fünf Vorschläge mit Salat)

1. Schwarzbrot mit Käseaufschnitt, Banane
2. Bunter Gemüseteller, Obst
3. Spinat-Tortellini, Apfel
4. Spätzle-Pilzpfanne mit Salat
5. Gnocchi mit Spinatsoße

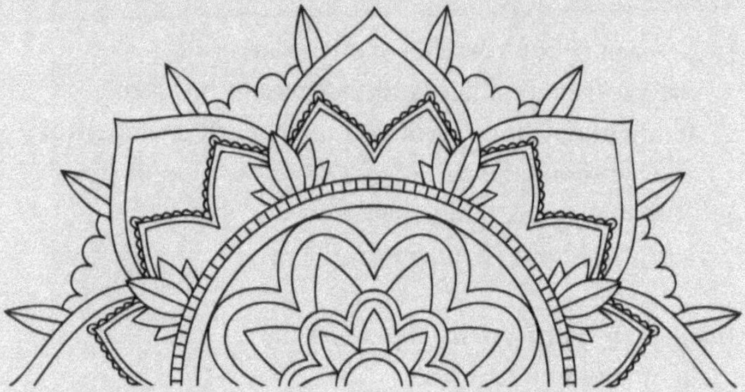

Der Geist ist alles. Was du denkst, wirst du.

Buddha

KAPITEL 9

Wahrnehmung und Bewusstsein

Wertvolle Weisheiten der indischen Lebensphilosophie

In den Wurzeln der indischen Ess- und Lebenskultur liegt eine zeitlose Weisheit, die weit über das bloße Nähren des Körpers hinausgeht! Im Mittelpunkt dieser Weisheit steht die Fähigkeit, die Welt um uns herum und vor allem uns selbst sehr bewusst und auf einer tieferen Ebene wahrzunehmen. Die indische Lebensphilosophie lehrt, dass wahre Veränderung von innen heraus beginnt, und dass die Art und Weise, wie wir unsere Wahrnehmung und unser Bewusstsein formen, einen direkten Einfluss auf unser Wohlbefinden und damit auch auf unsere körperliche Gesundheit hat. In diesem Kapitel sehen wir uns näher an, wie sehr erhöhte Wahrnehmung und erhöhtes Bewusstsein bei allen deinen Abnehmaktivitäten deinen diesbezüglichen Erfolg steigern und langfristig erhalten werden.

Bewusst essen und sich bewegen im Sinne des ayurvedischen Gedankens

Das beginnt schon bei unserer Art und Weise einer sehr bewussten Nahrungsaufnahme. In Indien ist »mindful eating« ein integraler Teil der allgemeinen Esskultur. Wir sind grundsätzlich während des Essens voll und ganz präsent und achten bewusst auf die Bedürfnisse unseres Körpers, der uns, wenn wir achtsam hinhören, punktgenau mitteilt, wann wir satt sind und zu essen aufhören sollten. Statt einfach nur Nahrung in uns hineinzuschlingen, schenken wir außerdem jedem Bissen unsere volle Aufmerksamkeit und nehmen – wie bereits im Kapitel zur Weisheit der indischen

Esskultur beschrieben – die verschiedenen Aromen und Texturen unserer Speisen mit allen Sinnen wahr. Die meisten Menschen in Indien können aufgrund ihrer langsamen und bewussten Essensweise präzise feststellen, welche Gewürze in einer bestimmten Speise bei der Zubereitung verwendet wurden. Im Unterschied dazu sind viele westliche Schnell-Esser, vielleicht auch einige davon Viel-Esser, kaum in der Lage, einzelne Gewürze und Geschmacksrichtungen zu erkennen, da bei ihnen die Bissen meist nicht lang genug im Mund verweilen, um sie bewusst wahrzunehmen.

Wenn du diese Achtsamkeit ebenfalls praktizierst, kannst du eine tiefere Verbindung zwischen deinem Körper und den Gerichten, die du zu dir nimmst, aufbauen, was nicht nur das Sättigungsgefühl fördert, sondern auch die Wertschätzung für die zur Zubereitung verwendeten Lebensmittel steigert. Dadurch wird der Essensvorgang zu einem Ritual, das du mit deinem gesamten Sein erleben kannst, wenn du dies willst. In Indien wissen die Menschen, dass Essen nicht nur dazu dient, den Hunger zu stillen, sondern vor allem auch der wichtigen Aufgabe, unseren Körper bei jeder Mahlzeit mit den notwendigen Nährstoffen zu versorgen. Dieser bewusste Dialog zwischen Geist und Körper hilft dabei, die eigene Wahrnehmung zu schärfen und sich klar darüber zu werden, wie man sich fühlt und welche Bedürfnisse der eigene Körper gerade in diesem Moment hat. Und hier schließt sich wieder einmal ein Kreis, nämlich jener rund um die große Thematik, *was* wir idealerweise essen sollten, um alle essenziellen Nährstoffe in uns aufzunehmen. Es geht bei meinem Programm nun einmal nicht nur darum, die Essensvorschläge aus dem vorigen Kapitel einfach zu befolgen. Sondern dies auch im vollen Bewusstsein der Bedeutung der Kombination der einzelnen Zutaten zu tun und sich auf diese Weise immer bewusster zu ernähren und so eine gesamtkörperliche Balance zu finden. Denn es geht bei der indischen Lebens- und Essphilosophie niemals nur um das *Essen* allein!

Nicht ohne Grund betont das traditionelle indische Gesundheitssystem Ayurveda die absolute Balance von Körper, Geist und Seele. Der Begriff »Ayurveda« stammt aus dem Sanskrit und setzt sich aus den Wörtern »Ayus« (Leben) und »Veda« (Wissen) zusammen, es geht also um das »Wissen vom Leben«. Ayurveda existiert seit Tausenden von Jahren und ist eines der ältesten bekannten medizinischen Systeme. Die richtige Ernährung spielt dabei zwar eine zentrale Rolle, ist aber bei weitem nicht alles. Die Grundidee des Ayurveda ist ein ausgeglichenes Gesamtkonzept. Ayurveda teilt die Menschen in verschiedene Konstitutionstypen ein und geht davon aus, dass jeder Mensch eine individuell angepasste Ernährung benötigt. Diese Anpassung basiert nicht nur auf den körperlichen Bedürfnissen, sondern berücksichtigt auch psychologische Aspekte, führt zu einem erhöhten Bewusstsein und sorgt somit langfristig für ganzheitliches Wohlbefinden.

Aber auch regelmäßige körperliche Aktivität, wie zum Beispiel Yoga, wird als wichtiger Bestandteil des Ayurveda betrachtet. Die ayurvedische Lehre empfiehlt außerdem, regelmäßig zu meditieren, um den Geist zu beruhigen, das emotionale Gleichgewicht zu fördern und höhere Bewusstheit herzustellen. Du siehst also, im Grunde haben alle Inhalte dieses Buches rund um die indische Ess- und Lebenskultur ayurvedische Grundzüge, auch wenn ich diese alten Weisheiten angepasst und für unsere Breiten adaptiert habe.

Neues Körperbewusstsein durch die Kraft des Yoga

Die Bedeutung von Yoga als morgendliches Bewegungsritual haben wir bereits im vorigen Kapitel beleuchtet. Yoga, die traditionelle Praxis der indischen Lebensphilosophie, hat jedoch nicht nur einen rein körperlichen Aspekt, sondern ist auch ein Weg zur vertieften Wahrnehmung des eigenen

Körpers. Durch die verschiedenen Körperhaltungen der Asanas und durch die Atemkontrolle des Pranayama lernen die Menschen in Indien von klein auf, auf ihren Körper zu hören und die Signale, die er sendet, zu verstehen. Eine regelmäßige Yogapraxis fördert also nicht nur deine Flexibilität und Kraft, sondern erzeugt auch ein tieferes Bewusstsein für deine körperlichen Grenzen und Potenziale. Ich lade dich also, zusätzlich zu den rein bewegungstechnischen Vorteilen des Yoga, dazu ein, deine morgendlichen Yoga-Sessions auch als eine Möglichkeit zu nutzen, deinen eigenen Körper besser kennenzulernen und auf eine ganz neue Weise wahrzunehmen. Das wird dir nicht nur Abnehmerfolge und verbesserte physische Gesundheit bringen, sondern dir auch einen viel bewussteren und wahrhaftigeren Umgang mit deinem Erscheinungsbild und dem eigenen Wohlbefinden ermöglichen.

Leichter abnehmen durch Prana – die allumfassende Lebensenergie

Ein weiterer charakteristischer Ansatz der indischen Lebensphilosophie im Sinne von erhöhter Wahrnehmung und starkem Bewusstsein ist Prana, die Lebensenergie, die allem innewohnt. Diese Lebenskraft ist nicht nur in der Nahrung, sondern auch in der Luft, der Sonne und den uns umgebenden Elementen zugegen. Sobald du dir dieser Energie bewusst wirst und sie in dein gesamtes Leben integrierst, wird es dir möglich sein, eine noch tiefere Verbindung zu deiner Umgebung herzustellen und bei allem, was du tust, mit höherer Achtsamkeit zu agieren. Die indische Lebenskultur lehrt uns, dass die Aufnahme von Prana durch bewusste Atmung und den Kontakt mit der Natur nicht nur unsere körperliche Gesundheit fördert, sondern auch zu einem gesteigerten Wohlbefinden auf mentaler und spiritueller Ebene führt. Und genau dieses gesteigerte Wohlbefinden wird dir deinen Abnehmweg enorm erleichtern! Denn der Prozess des Abnehmens ist nicht nur eine physische Transformation, nach der du im Außen sichtbar schlanker bist, sondern auch ein transformativer innerer Weg zu mehr Gleichgewicht und Selbstliebe. Wahre Veränderung kann nun einmal nur von innen nach außen geschehen, deswegen ist es auf dem Weg zu deinem Abnehmziel so bedeutsam, dass du deine generelle Wahrnehmung schärfst und dein Bewusstsein für die tieferen Zusammenhänge des Lebens öffnest.

Das bringt mich zu einer der wichtigsten Passagen dieses Buches. Wie sieht es mit deiner persönlichen Eigenwahrnehmung und deinem Bewusstsein aus?

Erkenne dich selbst

Die Aufforderung, sich selbst zu erkennen, wird zwar dem Orakel von Delphi in Griechenland zugeordnet und hat per se nichts mit der indischen Lebensphilosophie zu tun. Ich finde diesen Aufruf aber auch betreffend die Wahrnehmung des eigenen Körpers sehr passend! Denn in der indischen Ess- und Lebenskultur wird die Betrachtung des eigenen Körpers als »Darshan« bezeichnet, was so viel bedeutet wie »die Wahrheit sehen«. In der indischen Ess- und Lebenskultur wird die Wahrnehmung des eigenen Körpers auch als Schlüssel zu einem gesunden und ausgeglichenen Leben betrachtet. Darshan des eigenen Körpers bedeutet, sich selbst in seiner vollen Tiefe zu erkennen, ohne Vorurteile oder Illusionen. Es ist der bewusste Blick in den Spiegel der Wahrheit, um die eigene physische Realität anzunehmen. Du musst also deinen momentanen Körper – vor dem Start des Abnehmprozesses und auch teilweise noch während der Umsetzung – in der Tiefe annehmen, um tatsächlich in die Veränderung gehen zu können. Die indische Lebensphilosophie lehrt, dass nur die bewusste Wahrnehmung des eigenen Körpers der Schlüssel zu einer gesunden Beziehung zu diesem ist. Anstatt sich von gesellschaftlichen Normen oder unrealistischen Idealen beeinflussen zu lassen, wird gemäß der indischen Philosophie dazu ermutigt, den eigenen Körper so zu akzeptieren, wie er ist. Dieser Akt der Selbstakzeptanz bildet die Grundlage für eine positive Veränderung, da er auf Ehrlichkeit und Liebe zu dir selbst basiert.

Du siehst, Wahrnehmung, Aufmerksamkeit und Bewusstsein sind auch heutzutage noch die bedeutsamsten Säulen in der indischen Ernährungswissenschaft, um unser Ess- und Bewegungs-Verhalten nachhaltig zu kontrollieren, zu verbessern und zu optimieren. Auf jeden Fall gilt: Du kannst effizient und sichtbar nur dann abnehmen und schlank werden, wenn du die Wahrnehmung, die Aufmerksamkeit und das Bewusstsein in deine Ess- und Bewegungs-Kultur erfolgreich mit einbezogen hast.

Wahrnehmen und entsprechend handeln

Sehen wir uns zum besseren Verständnis nun an, was Wahrnehmung bedeutet und wie sie entsteht. Wahrnehmung ist eine Reihe von Prozessen, durch die wir die unterschiedlichen Reize, mit denen wir ständig konfrontiert sind, verstehen. Wahrnehmung basiert aber auch darauf, wie wir unterschiedliche Empfindungen interpretieren. Anders gesagt: Wir nehmen Reize aus der Umgebung wahr, ordnen sie ein und interpretieren sie. Das passiert, indem Rezeptoren, also die Sinneszellen unserer Sinnesorgane stimuliert werden und die wahrgenommenen Reize über die Nerven zum Gehirn leiten. Dort werden sie verarbeitet.

Unsere Wahrnehmung wird durch viele Faktoren beeinflusst:

1. Bildung
2. Erziehung
3. Vergangene Erfahrungen
4. Kultur und Mentalität
5. Selbstverständnis
6. Vertrauen
7. Annahmen und Erwartungen

8. Charaktereigenschaften
9. Sympathie-Effekt
10. Vorurteile
11. Vorstellungskraft
12. Medien, Presse und TV

Unser Handeln erfolgt unterschiedlich, je nach unserer Wahrnehmung. Das bedeutet, die Eigenschaften, die wir mitbringen, und die Faktoren – siehe oben – die uns beeinflussen, sind wesentlich und ausschlaggebend für das Ergebnis unseres Handelns. Daraus ergibt sich: Wahrnehmung ist das Fundament des Handelns!

Wir könnten vereinfacht auch sagen, dass wir mit unserer Wahrnehmung möglichst realitätsgerecht handeln sollten. Dein individuelles Handeln orientiert sich ja nicht daran, wie die Welt ist, sondern daran, wie du sie wahrnimmst. Je genauer deine Wahrnehmung ist, desto stabiler ist die Basis für ein erfolgreiches Handeln. Das gilt natürlich auch für deinen Abnehmprozess. Solange deine Wahrnehmung deines aktuellen Körperumfangs nicht der Realität entspricht, wirst du sicher nicht ins Handeln kommen oder zumindest nicht das richtige tun! Versuche, in deinen täglichen Lebensgewohnheiten deine eigene Wahrnehmung bewusst in dich aufzunehmen und sie anzunehmen. Viel zu oft versuchen wir, unsere Wahrnehmung nicht ernst zu nehmen oder sie auszublenden und verlassen uns auf die Meinungen von anderen Menschen, die es gut oder vielleicht auch nicht ganz so gut mit uns meinen. In diesem Zusammenhang muss ich immer an unsere Freundin Hildegard denken.

Eines Abends kam Hildegard zu uns zum Abendessen. Meine Frau hatte eine rein vegetarische Mahlzeit zubereitet, von der Hildegard sehr angetan war und das auch begeistert zum Ausdruck brachte. Unsere Konversation drehte sich danach eine Zeitlang rund um das Thema Gesundheit und Schlankheit. Ich merkte, dass Hildegard dazu etwas auf dem

Herzen hatte, es aber noch nicht ansprechen wollte. Plötzlich platzte es doch aus ihr heraus, und sie fragte, an meine Frau gewandt: »Wie kommt es, dass du so schlank bist, und ich das nicht schaffe?« Meine Frau lächelte mich an und antwortete: »Das liegt vermutlich daran, dass wir gemäß der indischen Ess- und Lebenskultur leben, zu Hause zu ca. 70 Prozent vegetarisch essen und uns regelmäßig diszipliniert bewegen.« »Das ist natürlich toll«, meinte Hildegard in leicht spitzem Ton, um dann defensiv fortzusetzen: »Ich habe so viele verschiedene Abnehm-Möglichkeiten ausprobiert und schon zahlreiche Diäten hinter mir. Im Moment ist mein BMI-Wert wieder höher, aber ich fühle mich sehr wohl in meinem Körper, also kann es ja so schlimm nicht sein ... Und außerdem, meine Kosmetikerin und auch meine Friseurin finden mich gar nicht zu dick, das sagen sie mir immer wieder. Nur mein Mann, der nervt mich mit seinen wenig subtilen Aufforderungen, ich solle doch abnehmen«, berichtete Hildegard weiter. »Vinod, wie siehst du das?«, fragte sie mich dann etwas provokant. Wer mich kennt, weiß, dass ich auf solche Fragen immer mit der Wahrheit reagiere, Zuckerguss über eindeutige Tatsachen zu häufen ist meine Sache nicht. Ich blickte Hildegard also direkt in die Augen und antwortete: »Deine Kosmetikerin und deine Friseurin werden dir ganz sicher nicht die schonungslose Wahrheit ins Gesicht sagen, sie wollen dich als gute Kundin ja behalten und erzählen dir daher, was du in diesem Moment hören willst, das ist doch klar. Sie haben außerdem eine bestimme Wahrnehmung von dir, dein Mann hat eine andere. Aber worum es wirklich geht, ist doch, dass du dir deine eigene Meinung bildest und du dich selbst wahrnehmen lernst!« Hildegard blickte mich überrascht an. Sie hatte scheinbar wirklich keinerlei Wahrnehmung ihres Körpers und wie hoch übergewichtig sie eigentlich schon war. »Wie mache ich das?«, fragte sie dann neugierig, aber auch ein wenig skeptisch. »Nun, du hast doch zu Hause sicher einen Spiegel und eine Personenwaage, du stellst dich tapfer diesen beiden unfehlbaren Instanzen und betrachtest dich vor allem im Spiegel von allen Seiten«, riet ich ihr. »Und«, setzte ich nach, »gehe in dich und überlege, ob du dich wirklich noch so wohl fühlst in deinem Körper, wie du gerade behauptet hast. Ich glaube nämlich nicht, dass das stimmt.« Hildegard verzog peinlich berührt das Gesicht, und ich erkannte, dass ich sie mit meinen Aussagen zur Wahrnehmung erreicht hatte. Ein paar Tage später rief sie meine Frau an und fragte nach vegetarischen Rezepten. Heute ist Hildegard sehr viel schlanker und zufriedener, sie bewegt sich regelmäßig und fühlt sich rundum wohler.

Falls du mit deiner eigenen Wahrnehmung noch gewisse Probleme hast, frage für eine ehrliche Meinung deine echten Freunde, jene, die es gut mit dir meinen. Es ist nur zu menschlich, dass man immer eine angenehme Variante der Antwort sucht, aber eine verschleierte und diplomatische Antwort bringt dich in deinem Abnehmprozess definitiv nicht weiter. Du kannst die Qualität deiner Wahrnehmung auch ständig schärfen und verbessern durch wirklich achtsames Hinsehen und Beobachten. Wir sollten unsere fünf Sinne optimal und permanent einsetzen, um sie zu trainieren und zu höherer Qualität unseres Handelns zu gelangen. Funktioniert einer dieser Sinneskanäle nämlich bloß eingeschränkt oder gar nicht, ist auch nur eine entsprechend eingeschränkte Wahrnehmung zu erwarten.

Und damit komme ich zu einer für dich alles entscheidenden Frage: Wie nimmst du dich selbst wahr? Ist dir bewusst, wie viele Kilos du zu viel mit dir herumträgst, siehst du dich so, wie andere dich sehen oder bist du betreffend deine Figur und damit dein Wohlbefinden noch in einem Netz der Illusionen gefangen? Oder hast du dir deine Wahrnehmung bereits gebildet, aber dein Bewusstsein darüber, wie ungesund du in deinem Alltag tatsächlich immer wieder agierst, hat mit der Wahrnehmung noch nicht mitgezogen?

Wie hoch ist dein Bewusstseinslevel?

Die Erhöhung deines Bewusstseins ist unerlässlich für das Erreichen deines Schlankheitsziels und den Erhalt deiner Gesundheit!

Hand aufs Herz: Wie oft stolperst du hungrig und ohne klaren kulinarischen Plan in ein Fast-Food-Lokal, weil es gerade auf deinem Heimweg liegt, und bestellst ein »Menü« bestehend aus einem Cheeseburger, einer Portion Pommes und einer großen Cola? Du rechtfertigst diesen kurzen, wenig entspannenden Einkehrschwung dann mit der Tatsache, dass du ja den ganzen Tag sowieso noch nichts gegessen hast, weil du so viel Stress hattest, und das ja gar nicht so viele Kalorien wären, die du da eben zu dir genommen hast. Du bist dir in diesem Moment aber gar nicht wirklich darüber im Klaren, weil du dafür kein Bewusstsein entwickelt hast, wie ungesund du gerade zu Abend gegessen hat. Sei versichert, du bist mit diesem Verhaltensmuster definitiv nicht allein! Viele junge Leute sehen diese Art von Lokalen heute als sozialen Treffpunkt an und suchen sie gerne und regelmäßig auf. Wieder andere lassen sich von den relativ niedrigen Preisen zu einem oftmaligen Besuch verführen. Sie alle haben meist kein Bewusstsein dafür, wie niedrig der Nährwert dieser Speisen ausfällt!

In solchen Lokalen sehe ich auch immer wieder äußerst übergewichtige Menschen, die dort noch dazu extrem große Portionen zu sich nehmen, obwohl sie doch im Grunde ganz genau wissen, dass dieses Essen und auch die vertilgten Essensmengen höchst ungesund für sie sind.

Dafür haben die indischen Ernährungsprofis und Sozialwissenschaftler folgende Erklärung: Den meisten übergewichtigen Menschen fehlt das »Bewusstsein« darüber, was sie sich da tagein, tagaus in den Mund stopfen. Ihnen ist durchaus klar, dass es aus zahlreichen Gründen wichtig wäre, sich gesund und ausgewogen zu ernähren, aber da es ihnen am nötigen Bewusstsein mangelt, die eigene Kalorienaufnahme zu erkennen, verbleiben sie in ihren alten, ungesunden Mustern verhaftet. Viele übergewichtige Menschen beobachten sich selbst nur selten während ihrer Mahlzeiten. Sie nehmen daher nicht wahr, dass sie viel zu viel essen. Sie nehmen nicht wahr, dass sie falsch essen. Und sie nehmen auch die schlanken Personen in ihrer Umgebung nicht als schlank wahr. Sie nehmen gar nichts mehr wahr und bleiben in dem Tunnel ihrer schlechten Gewohnheiten einfach stecken. Diese Menschen können nur dann erfolgreich abnehmen, wenn sie sich um ihre Achtsamkeit und ihr Bewusstsein kümmern. Bei ihnen geht es also darum, das Bewusstsein rund um die Thematik gesunde und nährstoffhaltige Nahrung massiv zu stärken.

Zum Abschluss dieses Kapitels möchte ich dir noch aufzeigen, wie nah beieinander unsere Wahrnehmung und unser Bewusstsein liegen! Meine Frau und ich sind seit langer Zeit mit einem Ehepaar befreundet, das wir oft zu gemeinsamen Unternehmungen treffen. Fanny und Sven haben zwei Kinder, einen Sohn und eine Tochter, beide sind übergewichtig, wobei beide Elternteile sehr schlank sind und sich auch regelmäßig mit mir und meiner Frau in der Umgebung von Stuttgart auf Spaziergängen und Ausflügen körperlich ausgiebig bewegen. Die Eltern empfinden die Gewichtssituation ihrer Kinder – zu meinem immerwährenden Staunen – als völlig normal und erzählen überall, ihre Kinder hätten ja beide ein ideales Gewicht und so eine super Figur.

Interessanterweise finden sie jedoch die Kinder ihrer Nachbarn viel zu dick, was extrem übertrieben ist. Denn die Nachbarskinder, die ich auch kenne, sind definitiv schlanker als der Sohn und die Tochter von Fanny und Sven! Das angeblich so hohe Gewicht der Nachbarskinder im Vergleich zu ihrer eigenen Nachkommenschaft ist immer wieder Gesprächsmittelpunkt, wenn wir Fanny und

Sven treffen. Sie haben fast schon eine Obsession betreffend dieses Thema entwickelt. Meine Frau und ich erwähnen die Bereiche Gewicht und Gesundheit in der Gegenwart der beiden gar nicht mehr, um nicht eine neuerliche Diskussion über die vermeintliche Fettleibigkeit der Nachbarskinder heraufzubeschwören. Kürzlich habe ich einen befreundeten Psychologen, der sich auf mentale und emotionale Störungen spezialisiert hat, auf dieses Phänomen angesprochen. Seine eindeutige Meinung war: »Das ist eine visuelle Wahrnehmungs-Störung bei diesem Ehepaar. Die visuelle Wahrnehmung ist bei Menschen dann gestört, wenn es bei der Aufnahme, Unterscheidung, Einordnung oder Interpretation der optischen Reize im Gehirn ein Problem gibt.« Ferner sagte er mir: »Die Interpretation eines visuellen Reizes übernimmt unser Gehirn, die Augen liefern nur das Bild.«

Selbstverständlich kenne ich auch den Sohn und die Tochter von Fanny und Sven näher. Es wird kaum überraschen, dass beider Ess- und Bewegungsverhalten absolut zu wünschen übriglässt. Sie lieben Burger, Pommes und Cola und ergötzen sich regelmäßig an süßen Naschereien. Erstaunlicherweise kam in unserem Gespräch eindeutig heraus, dass beide ganz genau wissen, was gesund und was nicht gesund ist. Sie haben ein glänzendes Abitur hingelegt und studieren jetzt. Aber durch die Kombination aus dem eklatanten Wahrnehmungsproblem ihrer Eltern und ihrem eigenen Bewusstseinsdefizit befinden sich die beiden weiterhin im Hamsterrad eines extrem ungesunden Lebensstils.

Es wäre ideal, wenn wir bereits von Kindheit an das Bewusstsein, das wir als Baby betreffend unsere Nahrung bereits haben, weiter ausbauen und stärken könnten. Da dies meist leider nicht der Fall ist, müssen wir uns dieses Bewusstsein, was uns guttut und was nicht, als achtsame Erwachsene erst wieder zurückerobern! Du kannst an deinem Bewusstsein arbeiten, indem du immer wieder akribisch Selbstbeobachtung übst und sehr genau hinterfragst, was du wann wie in welcher Menge zu dir nimmst und warum diese Verhaltensweisen genau in diesen Momenten ablaufen. Ich bin sicher, du wirst bald ein interessantes Muster erkennen und dadurch im Sinne der Weisheiten der indischen Lebensphilosophie erfolgreich gegenwirken können!

Was mir an dieser Stelle und zum Abschluss dieses Kapitels zur Wahrnehmung und zu deinem Bewusstsein während deines Abnehmprozesses noch speziell ein Anliegen ist: Ausnahmen sind ab und an durchaus möglich, du kannst also, wenn sich zum Beispiel eine außerplanmäßige Party ergibt oder du zu einem Geburtstagsfest oder einer sonstigen Feierlichkeit geladen bist, das dort kulinarisch Gebotene genießen und ausgiebig essen und trinken, das wird den laufenden Abnehmprozess nicht wirklich in Gefahr bringen. Wichtig dabei ist nur, dass du auch diese kulinarischen »Ausreißer« bewusst wahrnimmst, sie mit allen Sinnen genießt und danach wieder diszipliniert zu deinem Programm zurückkehrst!

Genussfakten zum Abnehmen

Der Prozess des Abnehmens ist nicht nur eine physische Transformation, nach der du im Außen sichtbar schlanker bist, sondern auch ein transformativer innerer Weg zu mehr Gleichgewicht und Selbstliebe.

Du kannst effizient und sichtbar nur dann abnehmen und schlank werden, wenn du Wahrnehmung, Achtsamkeit und Bewusstsein in deine Ess- und Bewegungs-Kultur einbeziehst.

Sei während des Essens immer voll und ganz präsent und achte auf die Bedürfnisse deines Körpers.

Setze im Sinne des ayurvedischen Gedankens auf die Balance von Körper, Geist und Seele.

Stärke deine Wahrnehmung und dein Bewusstsein über deinen Körper, deine Art der Nahrungsaufnahme und über deine Bewegungsmuster.

In einem Kristall haben wir klare Beweise für die Existenz eines prägenden Lebensprinzips, und obwohl wir das Leben eines Kristalls nicht verstehen können, ist es dennoch ein Lebewesen.

Nikola Tesla

KAPITEL 10

Die Magie der indischen Kristall-Therapie

Die heilende Wirkung von Edelsteinen

Du bist eventuell ein wenig verwundert, weshalb es in dem finalen Kapitel dieses Buches um die indische Kristall-Therapie geht und darüber, was Edelsteine mit dem Abnehmen zu tun haben sollen. Ich garantiere dir, Edelsteine haben aufgrund ihrer generell gesundheitsfördernden und heilenden Wirkung durchaus etwas mit dem Erreichen deines großen Abnehmziels zu tun, wenn du weißt, wie du sie richtig einsetzt und auch an ihre Wirkung glaubst. In diesem Sinne entführe ich dich zum Abschluss dieses Buches in das magische Universum der indischen Kristalle und Edelsteine und ihrer Geheimnisse.

In einer Welt, in der die Hektik des Alltags viel zu oft unseren inneren Frieden bedroht und das Streben nach Gesundheit und Wohlbefinden eine ständige, oft mühsame Reise ist, öffne ich in diesem Kapitel die Tore zu einer jahrtausendealten Praxis – der indischen Kristalltherapie und der Magie von Edelsteinen als Schlüssel zur Heilung und inneren Harmonie. In Indien ist die Kristall-Therapie Teil einer schon immerwährenden Tradition. Von den prächtigen Juwelen in königlichen Palästen bis hin zu den bescheideneren Steinen in den Händen von Heilern – die indische Kultur hat stets die transformative Kraft von Edelsteinen verehrt und für sich genutzt. In diesem Kapitel erkunden wir nicht nur deren ästhetische Schönheit, sondern vor allem die tiefgreifende Heilwirkung, die diese glitzernden Schätze auf Körper, Geist und Seele entfalten können.

Bist du bereit, in die Welt der Kristalle einzutauchen, wo jedes Mineral eine einzigartige Geschichte erzählt und eine spezifische Energie in sich trägt? Entdecken wir gemeinsam, dass die indische Kristall-Therapie nicht nur auf Tradition, sondern auch auf einem tiefen Verständnis der feinen energetischen Strömungen im Körper basiert und nicht nur die Gesundheit und innere Balance fördert, sondern auch deinen Abnehmprozess kraftvoll unterstützen kann.

Hintergründe der indischen Kristall-Therapie

Lass uns mit einigen grundlegenden Gedanken rund um die Edelsteine beginnen:

- Edelsteine sind keine bloßen Accessoires, sondern »Verbündete« auf deiner Abnehmreise!
- Jeder Edelstein trägt eine Botschaft der Natur in sich, eine Energie, die uns stärkt und heilt.
- Die heilende Kraft von Edelsteinen liegt nicht nur in ihrer äußeren Schönheit, sondern auch in ihrer Eigenschaft, bestimmte Energien zu lenken und Blockaden zu lösen.
- Die Farben der Edelsteine entsprechen den Farben der Chakren, in ihrer Vielfalt liegt gleichzeitig die Kraft der Heilung.

Die Kristall-Therapie nutzt Edelsteine oder Schmucksteine, weil man ihnen Heilwirkung zuschreibt, deshalb werden sie auch als Heilsteine bezeichnet. Mit diesen besonderen Steinen werden körperliche, psychische und seelische Beschwerden behandelt

Der Einsatz von Edelsteinen zu Therapiezwecken ist im indischen Alltag weit verbreitet. Viele indische Edelstein-Spezialisten vergleichen die »Indische-Kristall-Therapie« mit dem Placebo-Effekt der westlichen homöopathischen Therapie. Interessanterweise beträgt in Indien der errechnete Median des Placeboeffekts 21,4 Prozent. Der Grund dieser hohen Prozentzahl ist wie folgt zu erklären: Wenn man fest an eine Heilungsmethode, in diesem Fall an den Abnehm-Prozess glaubt, dann folgt der Erfolg automatisch, vergleichbar mit dem Erfolg von homöopathischen Therapien.

Die heilende Wirkung von Mineralien und Kristallen ist zwar wissenschaftlich nicht direkt nachweisbar oder medizinisch anerkannt. Das über Generationen überlieferte Wissen rund um Heilsteine ist in vielen Weltkulturen vertreten. Bereits die Ägypter, Chinesen, Inder, Griechen und Römer wendeten Heilsteine zur Linderung sowohl körperlicher als auch seelischer Leiden an. Auch in der Antike wurden Kristalle zu Heilzwecken eingesetzt. In der Literatur gibt es Hinweise der Sumerer (3200 v.Chr.), eine Vielzahl von Kristallen natürlicher Mineralien verwendet zu haben, um verschiedene Krankheiten zu heilen. Schon alte Kulturen wie die Assyrer und Babylonier zerrieben Edelsteine, um aus dem Pulver Tinkturen herzustellen, die sie bei unterschiedlichen Beschwerden einsetzten. Auch in den Schriften des Ayurveda findet man ausführliche Anleitungen für Tinkturen, Pasten oder Salben. In Europa verwendete die heilige Hildegard von Bingen Edelsteine zur Behandlung verschiedener Beschwerden. Heute setzen besonders Heilpraktiker die Edelstein- oder Kristall-Therapie bei ihren Patienten und Patientinnen ein.

Die Magie der Kristalle und ihre geheimnisvolle Heilkraft

Die Kristallheilung basiert auf der Theorie, dass Kristalle aufgrund von Schwingungen ihrer Atome Energie haben. Diese Art der Heilung ist sowohl ganzheitlich als auch nicht invasiv. Die Platzierung der Kristalle auf dem menschlichen Körper oder um den Körper herum in geometrischen Mustern oder Gittern ist die Technik, die für die Heilung verwendet wird. Es wird angenommen, dass Kristalle das Potenzial haben, das Energieniveau zu erhöhen, zu fokussieren, zu absorbieren, zu entgiften und die Energie zu diffundieren, wenn die Kristalle mit elektromagnetischen Kräften um und innerhalb des menschlichen Körpers interagieren. Dadurch werden Geist, Seele und Körper wieder in Einklang gebracht und der natürliche Rhythmus und das Gleichgewicht des Körpers wiederhergestellt, was dabei hilft, durch Energieungleichgewichte ausgelöste Krankheiten zu vermeiden.

So entstehen Kristalle

Tief in der Erde gibt es heißes Magma. Dieses Magma ist wie eine »Suppe« aus vielen verschiedenen Atomen von Elementen wie Silizium, Aluminium, Magnesium, Eisen, Nickel und sogar Sauerstoff, die sich langsam zu Molekülen zusammenfinden. Wenn das Magma wie Lava aufsteigt und sich langsam abkühlt, gruppieren sich diese Moleküle zu verschiedenen Mineralien. Die Atome aus Silizium und Sauerstoff bilden ein Molekül aus Siliziumdioxid (SiO_2). Viele solcher Siliziumdioxidmoleküle ordnen sich in einer bestimmten Struktur an, um einen Quarzkristall zu bilden. Die Kristallbildung ist so akribisch, dass sie auf präzise Weise zu einer bestimmten Anordnung von Molekülen führt, die zu geometrischen Kristallformen mit scharfen Kanten und Ecken und glatten Oberflächen führt. Während der Bildung von Kristallen entsteht enorme Energie, die die heilende Wirkung dieser Steine auslöst.

Gesunde Frequenzen – so hoch wie möglich schwingen

Heute wissen wir, dass alles aus Atomen besteht, die ständig mit Energie schwingen. Alle Kristalle haben Atome, die mit einer bestimmten Energiefrequenz schwingen. Die Frequenz ist die Anzahl der Schwingungen pro Sekunde. Unser menschlicher Körper besteht zu 70 Prozent aus Wasser, das ebenfalls Flüssigkristall ist und dessen Atome mit einer bestimmten Frequenz schwingen. Je höher deine Schwingungsfrequenz ist, desto gesünder bist du! Eine gesunde Person verfügt über die richtige Klarheit, kann besser und fokussierter denken und wird sich auf jeden Fall besser fühlen. Jede Körperzelle vibriert dann nämlich auf ihrer höchsten, optimalen Frequenz. Wenn diese hohe Energie auf alle Körperteile übertragen wird, bleibt diese Person gesund.

Die Auswirkungen niedriger Frequenzen

Wenn eine Person gestresst, gestört oder krank ist, stört dies die Frequenz der Energiezentren. Wichtig ist dabei auch zu wissen, dass unsere Gedanken, Worte wie auch Handlungen Einfluss auf unsere Frequenz haben. Stress, Trauma und Übermüdung stören das Gleichgewicht unseres inneren Kristallgitters. Krankheitserreger schwingen immer mit niedrigerer Frequenz. Erkranken wir, schwingen unsere Körperzellen mit dieser niedrigeren Frequenz mit. Zum Beispiel ist das Corona-Virus eine vibrationsarme Einheit von 5,5 Hz bis 14,5 Hz (Régis Grouard, 2020). In höheren Bereichen ist dieses Virus nicht aktiv und ab 25,5 Hz stirbt das Virus ab. Das Corona-Virus ist nicht resistent, da die durchschnittliche Gesamtfrequenz-Resonanz der Erde heute etwa 27,4 Hz beträgt. Es gibt jedoch Orte, an denen diese Frequenz gesenkt wird, z. B. in Krankenhäusern, Gefängnissen, in der Nähe von Stromleitungen, in U-Bahnen, öffentlichen Elektrofahrzeugen, Einkaufszentren, Büros usw., an denen die Vibrationen weniger als 20 Hz betragen. Für eine Person mit hohen Vibrationen ist das Virus daher nicht besonders gefährlich. Der menschliche Körper, dessen Seele »gesund« ist, vibriert in höheren Bereichen. Wenn du also deine Energiefrequenz erhöhen kannst, wirst du von Infektionen in der Regel weniger betroffen sein.

Eine Möglichkeit, dich in höheren Frequenzen zu bewegen, ist es, dich näher mit deinen verschiedenen Chakren zu beschäftigen.

Sieben Chakren und zwölf Meridiane

Im menschlichen Körper gibt es sieben Chakren und zwölf Meridiane. Die Meridiane oder »Nadis«, wie sie im Sanskrit genannt werden, sind wie Flüsse oder Kanäle, die Energie von einem Ende zum anderen transportieren. An den Schnittpunkten dieser Meridiane oder dieser Kanäle befinden sich Energiezentren, die als »Chakren« bezeichnet werden. Das Wort »Chakra« bedeutet im Sanskrit wörtlich »Rad« und symbolisiert den Energiefluss in unserem Körper. Chakren sind also Räder, die als Wirbel der Spinnenergie fungieren und sich auf unsere wichtigsten physiologischen und neurologischen Systeme auswirken. Jedes Chakra entspricht tatsächlich massiven Nervenzentren in den Organen des menschlichen Körpers.

Chakren im Körper und ihre Funktionen

Die sieben im menschlichen Körper vorhandenen Chakren sind Energiezentren und regulieren unsere Emotionen. Ihr Ursprung liegt im frühen Hinduismus und Buddhismus. »Chakra-Balancing« ist der Prozess der Schaffung eines Gleichgewichts zwischen Geist, Körper und Seele. Es sorgt für einen harmonischen Energiefluss im ganzen Körper. Die verschiedenen Chakren befinden sich an sieben Punkten, beginnend am Ende des Rückenmarks, und verlaufen bis zum höchsten Punkt des Kopfes. Es ist wichtig, dass du über die sieben im Körper vorhandenen Chakren Bescheid weißt, da dieses Wissen dazu beiträgt, tiefliegende Probleme in deinem Körper zu erkennen, bevor sie sich an der Oberfläche manifestieren. Dies ist auch speziell für deinen Abnehmprozess von großer Bedeutung!

Die sieben Hauptchakren sind:

1. Wurzel-Chakra – Mooladhara
2. Sakral-Chakra – Swadisthana
3. Solarplexus-Chakra-Manipura
4. Herz-Chakra – Anahata
5. Hals-Chakra – Vishudda
6. Drittes-Auge-Chakra – Ajna
7. Kronen-Chakra-Sahasrara

1. Das Wurzel-Chakra – Mooladhaara

Das Wurzel-Chakra ist das erste Chakra des Körpers und befindet sich an der Basis der Wirbelsäule im Steißbeinbereich. Es umfasst den ersten und dritten Wirbel sowie den Dickdarm und die Blase. Seine Aufgabe ist es, Geist, Körper und Seele mit der Erde zu verbinden. Dieses Chakra ist von Natur aus weiblich und gibt uns das Gefühl, der Erde nahe zu sein. Es ist bekannt, dass es uns geerdet und mit der Energie der Erde verbunden hält. Ist dieses Chakra offen und funktioniert, fühlt man sich sicher und furchtlos!

Das Wurzelchakra entspricht der Farbe Rot. Alle roten Kristalle wie Granat, Hämatit, Obsidian und roter Jaspis gleichen dieses Chakra aus.

2. Das Sakral-Chakra – Swadhisthana

Das Sakral-Chakra befindet sich direkt unter dem Bauchnabel und ist in etwa vier bis fünf Zentimeter groß. Dieses Chakra ist mit dem Lymphsystem verbunden und für den Ausdruck von Emotionen verantwortlich. Es hilft dir auch, mit deinen sexuellen Wünschen in Kontakt zu treten. Dieses Chakra ist für den Bereich in der Nähe des unteren Rückens, der Hüften, des Solarplexus, des Beckens und der Niere verantwortlich.

Das Sakral-Chakra entspricht der Farbe Orange. Alle orangefarbenen Kristalle wie Karneol, Orangencalcit, Fluorit, aber auch der Türkis werden mit diesem Chakra assoziiert.

3. Das Solarplexus-Chakra – Manipura

Das dritte Chakra am Solarplexus befindet sich unterhalb des Brustkorbs im Oberbauchbereich. Es ist die Quelle unserer persönlichen Kraft. Es befasst sich mit der Fähigkeit, selbstbewusst zu sein, und ist mit Selbstvertrauen, Selbstdisziplin und Weisheit verbunden. Dieses Chakra ist auch für das »Bauchgefühl« verantwortlich, also für deine Intuition, ob etwas richtig oder falsch ist.

Das Solarplexus-Chakra entspricht der Farbe Gelb. Alle gelben Kristalle wie Citrin, Tigerauge, Bernstein, Pyrit und gelbe Achate werden mit diesem Chakra assoziiert.

4. Das Herz-Chakra – Anahata

Das vierte Chakra ist als Herz-Chakra bekannt und mit Liebe und Mitgefühl verbunden. Es befindet sich in der Mitte der Brust und nicht dort, wo das eigentliche Herzorgan liegt. Es bildet die Mitte der sieben Chakren. Dieses Chakra ist verantwortlich für emotionale Heilung und psychische Gesundheit. Wenn es richtig funktioniert, kann es deinen Abnehmprozess voranbringen. Außerdem fühlst du dich dann freudig, liebevoll und im Frieden.

Das Herzchakra entspricht der Farbe Grün. Alle grünen Kristalle wie Jade, Smaragd, Peridot, grüner Quarz und Aventurinquarz sowie einige rosa Kristalle wie Rosenquarz und Rhodochrosit werden mit diesem Chakra assoziiert.

5. Das Hals-Chakra – Vishuddha

Dieses Chakra ist mit der Fähigkeit verbunden, zu kommunizieren und kreativ zu sein. Das Hals-Chakra befindet sich direkt über dem Herzen. Es umfasst die Bereiche Hals, Schilddrüse, Nebenschilddrüse, Drüsen, Mund, Kiefer und Zunge. Das Hals-Chakra ist dafür verantwortlich, die Wahrheit auszudrücken und deine Meinung mit anderen zu teilen.

Das Hals-Chakra entspricht der Farbe Blau. Alle blauen

Kristalle wie Türkis, Blautopas, Iolith und blauer Saphir werden mit diesem Chakra assoziiert.

6. *Das Drittes-Auge-Chakra – Ajna*

Das sechste Chakra ist das Drittes-Auge-Chakra, was sich lose in »jenseits der Weisheit« übersetzen lässt. Es geht um die Fähigkeit, sich zu konzentrieren und das Gesamtbild der Situation zu sehen. Dieses Chakra ist dafür verantwortlich, Informationen über sich selbst und über die materialistische Welt hinaus zu sammeln. Es befindet sich zwischen den Augenbrauen auf der Stirn. Die damit verbundenen Emotionen sind Intuition, Vorstellungskraft, Weisheit und die Fähigkeit, zu denken und Entscheidungen zu treffen.

Das Drittes-Auge-Chakra entspricht der Farbe Indigo. Alle Indigokristalle wie Amethyst, Lapis, Sodalith und Mondstein werden mit diesem Chakra assoziiert.

7. *Das Kronen-Chakra – Sahaswara*

Das Kronen-Chakra oder das siebte Chakra befindet sich oben auf dem Kopf. Dieses Chakra ist für Erleuchtung und spirituelle Verbindungen zum Göttlichen verantwortlich. Der Versuch, dieses Chakra auszugleichen, hilft, Einsicht in sich selbst zu gewinnen und gleichzeitig auch die anderen Chakren auszugleichen.

Das Kronen-Chakra entspricht der Farbe Violett. Alle violetten Kristalle oder Kristalle, die violette Strahlen abgeben, wie die von klarem Quarz, Selenit und Zyanit, werden mit diesem Chakra assoziiert.

Wenn eines der sieben Chakren einem Energieungleichgewicht ausgesetzt ist, können die Chakren ihr Gleichgewicht wiedererlangen, indem du die jeweils passenden, genannten Kristalle auf diese Bereiche legst.

Das Interagieren der Kristalle mit den Körperchakren

Da Kristalle in der Natur gebildet werden, wird angenommen, dass sie die Energien von Sonne, Mond und Ozeanen nutzen (natürliche Heilungsenergien). Wenn man einen Kristall über den Körper legt oder hält, interagiert er mit den Chakren des Körpers und fördert das körperliche und geistige Wohlbefinden. Kristalle können auch die physische, emotionale und spirituelle Reinigung fördern, da ihre Atome auf der gleichen Tonhöhe wie die des Menschen schwingen. Wenn ein Kristall auf den Körper gelegt wird, verbindet er sich mit dem Chakra und öffnet es, damit die stagnierende Energie fließen kann. Ausgleichende Kristalle können auch dazu beitragen, die falsch ausgerichteten Energieniveaus anzupassen.

Es ist in diesem Zusammenhang wichtig, dich immer wieder daran zu erinnern, dass dein Körper in einem ständigen Fluss zwischen Gleichgewicht und Ungleichgewicht ist! Wenn in einem Bereich des Körpers kein allzu großes Problem vorliegt, können diese Ungleichgewichte nur schwer zu erkennen sein, du solltest also routinemäßig gegenwirken, bevor es zu größeren gesundheitlichen Problemen kommen kann. Bei regelmäßiger Verwendung der Kristalle würden die Ungleichgewichte nämlich rechtzeitig ausgeglichen und ein langfristig gesunder Körper geschaffen.

Du kannst zwischen zwei Methoden, die Heilsteine anzuwenden, wählen, indem du sie entweder in der Hand hältst oder sie direkt auf den Körper und die jeweils zuständigen Chakren auflegst.

1. Kristalle in der Hand halten

Du kannst die Kristallmeditation durchführen, indem du dich bequem auf einen Stuhl setzt und einfach einen bestimmten Kristall in jeder Hand hältst. Schließe die Augen und konzentriere dich auf ein langsames Ein- und Ausatmen. Bald wird ein Gefühl der Entspannung einsetzen, nach einiger Zeit werden deine Handflächen zu kribbeln beginnen, je nachdem, wie empfindlich du bist. Es dauert ein wenig, bis die Schwingungen deines Körpers synchron mit den Schwingungen des Kristalls zu schwingen beginnen, und manchmal schwingt man mit bestimmten Kristallen einfach überhaupt nicht mit. Man muss es oft mit verschiedenen Arten von Kristallen versuchen und sich vollständig entspannen, bevor man die Energie des Kristalls spüren kann. Das Halten von Kristallen in der Hand hat im Allgemeinen eine gute Wirkung auf den gesamten Körper, da es einige Reflexpunkte in der Hand gibt, die Verbindungen zum gesamten Körper haben.

2. Kristalle auf den Körper legen

Die am häufigsten verwendete Methode besteht darin, die Kristalle auf den verschiedenen Chakra-Punkten des Körpers zu platzieren. Dies wird auch als »Legen der Steine« bezeichnet und erzielt generell eine bessere Wirkung, als die Kristalle bloß in den Händen zu halten. Es empfiehlt sich, dafür einen professionellen Heiler oder eine Heilerin aufzusuchen, diese kennen die Punkte, an denen die Steine präzise aufzulegen sind, ganz genau. In der Tat können bestimmte Kristalle äußerst wirksam sein, um Schmerz zu lindern oder Muskelverspannungen zu lockern. Man muss die Kristalleigenschaften untersuchen, damit ein geeigneter Kristall für die Platzierung auf einem bestimmten Chakra ausgewählt wird. Bei dieser Methode legt sich der »Patient« mit geschlossenen Augen auf den Rücken und entspannt sich. Der Heiler platziert die verschiedenen Kristalle auf verschiedenen Chakren des Körpers, beginnend mit dem Kronen-Chakra der Kopfregion, das sich in Richtung des Wurzelchakras bewegt, und die Kristalle werden entsprechend den Farben für jedes Chakra platziert, sodass alle Chakren gut ausbalanciert sind.

Welcher Stein wirkt wie auf deinen Abnehmprozess?
Es gibt unendlich viele signifikante und häufig verwendete Kristalle zur Heilung der verschiedensten Befindlichkeiten und Krankheiten. Da es den Rahmen dieses Buches sprengen würde, sie alle aufzuzählen, stelle ich daher im Folgenden nur jene Kristalle vor, die in der indischen Kristall-Therapie speziell mit dem Wunsch nach einem gesunden Lebensstil und dem Thema Abnehmen in Verbindung gebracht werden.

- **Grüner Turmalin:** Laut der indischen Kristall-Therapie wirkt der grüne Turmalin sehr stark auf den Körper, indem er negative Ionen erzeugt und infrarote Strahlung abgibt. Es wird davon ausgegangen, dass diese Eigenschaften eine stimulierende und damit mobilisierende Wirkung auf den Körper haben. Diese Mobilisierung kann in der Folge auch den Abnehmprozess ankurbeln.
- **Magnesit:** Magnesium, das ein Hauptbestandteil von Magnesit ist, ist an vielen physiologischen Prozessen im Körper beteiligt, einschließlich des Energiestoffwechsels und der Muskelkontraktion. Ist der Magnesiumspiegel im Körper niedrig, leiden wir oft unter Müdigkeit oder Wadenkrämpfen.
- **Tigerauge:** Das Tigerauge kann dazu beitragen kann, die Willenskraft zu stärken und die Selbstkontrolle zu fördern. Dies kann unterstützend sein, wenn es darum geht, gesunde Essgewohnheiten beizubehalten und Versuchungen zu widerstehen.
- **Apatit:** Der Apatit wird oft mit der Stimulierung des Stoffwechsels in Verbindung gebracht und kann dazu beitragen, den Körper bei der effizienten Verarbeitung von Nahrung zu unterstützen.
- **Rosenquarz:** Dieser Stein steht für Liebe, Selbstakzeptanz und emotionale Heilung. Ein daraus entstehender positiver emotionaler Zustand kann dabei unterstützen, emotional ausgelöste Essanfälle zu reduzieren.
- **Amethyst:** Der Amethyst wird als Stein der Reinigung

und spirituellen Entwicklung betrachtet. Im Rahmen der indischen Kristall-Therapie kann er helfen, negative Energien zu klären und eine fokussierte Perspektive auf die eigenen Gesundheitsziele, wie zum Beispiel das Abnehmen, zu fördern.

- **Blue Lace Achat** ist ein hellblauer durchscheinender Stein mit spitzenartigen, welligen weißen Bändern. Es wird als ein sehr starker Kristall angesehen, der hilft, den Geist zu beruhigen, indem er Stress abgebaut und Angstzustände reduziert. In dieser neuen ruhigen Geisteshaltung ist es leichter, sich genussvoll auf den Abnehmprozess zu konzentrieren.
- **Quarz:** Dieser klare farblose und transparente Kristall ist als Meisterheiler bekannt. Erstens beseitigt er Negativität, sorgt für Klarheit, lindert Schmerzen, hilft bei der Öffnung der Kommunikation und stimuliert alle Chakren. Entfernt alle Verstopfungen und fördert einen reibungslosen Energiefluss. Und sobald der Energiefluss im Körper keine Blockaden kennt, kommt auch der Abnehmprozess leichter in Schwung.
- **Türkis** ist ein undurchsichtiger grünlich-blauer Kristall mit wachsartigem Glanz. Dieser Kristall lindert Rheuma, Gicht, Magenprobleme, Virusinfektionen, erhöht das Wachstum, die Muskelkraft, lindert Schmerzen und Krämpfe, enthält entzündungshemmende und entgiftende Wirkungen. Und sorgt vor allem für eine Neutralisierung des Säuregehalts, was eine wichtige Voraussetzung für das Abnehmen ist!

Nutze die heilende Wirkung von Edelsteinen

Du weißt nun, wie die verschiedenen Kristalle arbeiten und die Therapie funktioniert. Laut Experten wirken Kristalle als Kraftwerk für die Heilung, da sie positive, fruchtbare Energie in den Körper fließen lassen und negative, toxische

Energie beseitigen. Wie andere Formen der alternativen Therapie kanalisieren Kristalle die Energieniveaus und konzentrieren sich dabei auf die Heilung des Körpers von innen. Diese heilenden Gesteine und Kristalle haben ihre besondere Schwingung und Frequenz, die sich aus ihrer molekularen Zusammensetzung ergibt. Durch die Art und Weise, wie sie sich bewegen und interagieren, wirken sich diese Schwingungen und Energien in beträchtlicher Weise positiv auf unsere Stimmung, unseren Geist und unsere Gesundheit aus, Kristalle wirken wie ein Magnet und können die negativen Energien absorbieren und frische Schwingungen begrüßen.

Edelsteine setzen sich aus Mineralien und Spurenelementen zusammen, die sich auch in unserem Körper finden. Deswegen werden sie auch in unserer modernen Medizin bei Abnehm-Therapien genutzt. Viele Therapeuten machen sich auch die aufbauenden, stärkenden, heilenden bzw. der Heilung förderlichen Energien zunutze. In Indien und auch in vielen anderen asiatischen Ländern sind Edelsteine zu Heilzwecken seit Jahrhunderten beliebt. Auch viele Ärzte und Therapeuten sind der Meinung, dass sie auf keinen Fall Schaden zufügen können und zusätzlich zu bewährten Therapien als ideale Ergänzung eingesetzt werden können.

Aber sei dir bitte darüber im Klaren, dass die alleinige Verwendung von Kristallen oder Edelsteinen dich nicht zu deinem Abnehmziel bringen wird, wenn du die bisherigen in diesem Buch gewonnenen Erkenntnisse nicht umsetzt. Das Wissen um die indische Kristall-Therapie ist ein schöner und wirksamer Zusatzfaktor auf deiner Abnehmreise, aber eben nur in perfekt abgestimmter Kombination mit all den anderen bereits erläuterten Erkenntnissen der indischen Ess- und Lebenskultur.

Mit diesem Ausflug in das Reich der indischen Kristall-Therapie beschließen wir unsere gemeinsame Reise. Zusammen haben wir die facettenreiche Welt der indischen Ess- und Lebenskultur erkundet und ihre große Weisheit und Unterstützungskraft auf dem Weg zum Schlanksein entdeckt. Ich freue mich, dass du mit dabei warst! Möge dieses neue Wissen, dieser neue Denk- und Handlungsprozess dein zukünftiges, stabiles Fundament für einen gesunden, nachhaltigen und vor allem genussvollen Lebensstil sein.

NACHWORT

Abgenommen!

So bleibst du dran

Zum Abschluss dieses Buches möchte ich dir, liebe Leserin, dir lieber Leser, meinen höchsten Respekt zollen! Denn du hast dieses Buch bis zum Ende gelesen, dich von den wichtigen, wirkungsvollen, aber doch nicht immer einfach umzusetzenden Notwendigkeiten meines Programms nicht abschrecken lassen und bist bis zu dieser Seite vorgedrungen! In diesem Nachwort ist es mir ein Anliegen, dich dazu aufzufordern, auch in Zukunft konsistent dranzubleiben und die Weisheiten der indischen Ess- und Lebenskultur so tief und nachhaltig zu integrieren, dass sie für immer Teil deines Alltags werden. Das wird nicht immer ganz einfach sein, aber du weiß nun ja schon, dass genussvolle Ausnahmen erlaubt sind, sofern sie nicht zur Gewohnheit werden. Schlank zu werden und schlank zu bleiben ist nun einmal ein lebenslanges Konzept, dem es sich voller Hingabe zu widmen gilt. Abkürzungen wie die Zuhilfenahme von Abnehmspritzen sind dabei natürlich möglich, aber wenig empfehlenswert.

Im Juni 2020 nahm ich auf Einladung der »American Health Association« in Chicago an einem Gesundheits-Kongress zum Thema »Abnehmen« teil. Am Rande dieses Kongresses gab es die Möglichkeit der Besichtigungen von zwei Pharma-Konzernen. Bei einer dieser Besichtigungen kam ich mit dem Direktor der Forschungsabteilung des Konzerns ins Gespräch. Er erzählte mir, dass das Unternehmen mit Hochdruck an einem Produkt arbeitete, das den Schlankheitsmittel-Markt in ca. drei bis vier Jahren mit einem Schlag revolutionieren würde. Es handelte sich dabei um eine spezielle »Spritze«, die, regelmäßig verwendet, alle

Übergewichts-Probleme mit einem Schlag lösen könnte! Mein erster Gedanke, während ich diesen Ausführungen lauschte, war: »Das kann nicht gesund sein.« Auf dem langen Rückflug von Chicago nach Frankfurt dachte ich viel über dieses kommende Wunderprodukt nach, denn in meinem gesamten Studium der Ernährungswissenschaften und Sportwissenschaften hatte ich von der Möglichkeit einer solchen Abnehm-Spritze nie gehört. Heute ist diese Spritze erhältlich, und bietet tatsächlich die Möglichkeit, rasch und einfach abzunehmen. Wer sich darauf einlässt, muss jedoch bereit sein, die möglichen Risiken und Nebenwirkungen ebenfalls mit in Kauf zu nehmen. Ich denke, dass diese und ähnliche Produkte in den kommenden Jahren verstärkt auf den Markt drängen werden. Umso wichtiger scheint es mir, auf andere, gesündere und vor allem nachhaltigere Möglichkeiten des Gewichtsverlustes immer wieder hinzuweisen, was ein weiterer Grund für mich ist, dieses Buch, das du nun in Händen hältst, geschrieben zu haben!

In diesem Sinne darf ich dich also weiterhin dazu einladen, deinen Schlankheitserfolg mit den sanften und genussvollen Weisheiten der indischen Ess- und Lebenskultur zu erzielen und vor allem zu erhalten. Ist es nicht ein viel erhebenderes Gefühl, dein Abnehmziel nicht auf dem nur scheinbar einfachen Weg der Chemie erreicht zu haben, sondern dich selbst intensiv und diszipliniert dafür eingesetzt und gearbeitet zu haben? Deinen Körper und seine Bedürfnisse danach viel besser zu kennen und einschätzen zu können, wann du was auf welche Weise essen willst, um dich so richtig und rundum wohlzufühlen?

Bei den in diesem Buch geteilten Prinzipien geht es mir nicht nur darum, dich beim Abnehmen zu unterstützen, sondern dich auch zu einem umfassenderen Verständnis von Wohlbefinden und Lebensfreude zu führen, regelmäßige Bewegung inklusive! In meinen Ansätzen werden die Elemente Ernährung und Bewegung ja nicht ohne Grund als eine Einheit präsentiert, ganz nach dem Motto »Essen und Trimmen« – beides muss stimmen!

Meine Mission mit diesem Buch ist es, dass du nicht nur betreffend deine eigene Gewichtsreduzierung dein Ziel erreichst, sondern mit deinem persönlichen Erfolg, sichtbar *und* gesund abgenommen zu haben, auch andere motivierst, einen Lifestyle-Wechsel im Sinne der indischen Ess- und Lebensphilosophie und der immerwährenden Balance von Körper und Geist ins Auge zu fassen! Bitte zögere nicht, denn die Startzeit in Richtung deines neuen Lebens ist genau *jetzt!* Warte nicht auf den perfekten Moment, denn dieser wird nicht kommen. Lege einfach sofort mit meinem Programm los, je früher du beginnst, desto schneller wird dein Traum vom Abnehmen in Erfüllung gehen!

Ich freue mich über Feedback zu deinen Ergebnissen, wie auch über jede Frage und Anregung, die du mir unter talgeri–buecher@web.de zukommen lässt. Nun wünsche ich dir von Herzen viel Freude und Genuss beim Abnehmen!

Dr. Vinod Talgeri

P: S.: In den folgenden vier Anhängen gebe ich dir zusätzlich einen Überblick über bestimmte indische Naturheilmethoden sowie über die Heilkraft der indischen Gewürze, bringe dir die Ergebnisse einer in Deutschland wie auch in Indien durchgeführten empirischen Studie rund ums Abnehmen nahe und teile mit dir zum Abschluss meine zehn »Goldenen Empfehlungen«.

Im Grunde sind es immer die Verbindungen mit Menschen, die dem Leben seinen Wert geben.

Wilhelm Freiherr von Humboldt

Dank

Mein wichtigster Dank richtet sich an meine Frau und meine Familie. Meine Familie hat im Ertragen und in der Unterstützung meiner Obsessionen stets große Geduld gezeigt. Sie ist für mich immer – und war es in dieser Zeit besonders – eine seelische Tankstelle.

Vor ca. drei Jahren hatte ich die Idee, dieses Buch zu schreiben. In Indien, aber auch in vielen anderen Ländern sagt man: »Wenn du Gott zum Lachen bringen willst, erzähl ihm von deinen Plänen.« Das habe ich damals gemacht, aber Gott lachte nicht und übermittelte auch sonst keine Reaktion. Daraufhin habe ich meiner Frau von meinem Plan erzählt, dieses Buch zu schreiben. Sie hat auch nicht gelacht und einfach nur gesagt: »Wenn du das so spürst, dann solltest du es auch tun.«

Meinen außerordentlichen Dank verdient mein vor einem Jahr verstorbener Bruder Prof. Dr. Pramod Talgeri (Germanist und Bundesverdienstkreuz-Träger 2015) für seine ständigen Motivationen und unermüdlichen Hilfeleistungen während meines gesamten Lebens; ohne diese Unterstützung wären mein beruflicher und persönlicher Erfolg nicht realisierbar gewesen. Er stand mir auch in der Konzeptionsphase dieses Buches mit vielen guten Ratschlägen zur Seite. Meine liebe Schwester, Frau Dr. Jayshree Panjikar, renommierte Gemmologin und Edelstein-Expertin aus Indien, hat ebenfalls wertvolle Unterstützung bei der Fertigstellung meines Buches geleistet, wofür ich ihr meinen besonderen Dank aussprechen möchte.

Mein herzlicher Dank geht auch an viele Gesundheits-Organisationen und -Institute in Indien, Europa und den USA (s. Quellenverzeichnis). Einige davon haben mir auch die Gelegenheit gegeben, persönlich ein Gespräch zu führen. In Indien habe ich außerdem bereits zahlreiche Einladungen bekommen, meine Buchinhalte zu präsentieren und darüber zu referieren.

Ein großer Dank geht auch an alle meine Vorbilder. Ich habe einige bekannte Schriftsteller und Schriftstellerinnen kennenlernen dürfen, von denen ich viel gelernt habe. Die Begegnungen mit diesen Menschen waren für mich eine immense Bereicherung und ein wahres Lebenselixier.

Und selbstverständlich danke ich von Herzen dir, liebe Leserin, lieber Leser, für dein Interesse an meinem Buch und seiner Thematik und dafür, dass du dich mir auf dieser Reise durch die Welt der indischen Ess- und Lebenskultur anvertraut hast!

DANKE!

Dr. Vinod Talgeri
Januar 2024

Anhang

Anhang 1

Indische Naturheilmethoden

So funktioniert Heilung mit alten indischen Hausmitteln und ohne Chemie

1. Unsere Beziehung zu Medikamenten und Tabletten
Der Bundeshaushalt 2020 beträgt ca. 370 Mrd. Euro. Wenn wir diese enorm hohe Zahl mit unseren Kosten für die Gesundheit von über 400 Mrd. Euro pro Jahr (davon ca. 30 Mrd. Euro Kosten für Medikamente und Pharma-Produkte) vergleichen, dann kann uns wirklich fast schwindelig werden. Deutschland ist ein Land mit einem sehr hohen Lebensstandard, unser Gesundheits-System ist vorbildlich, und alle wesentlichen Gesundheitskosten werden von unseren Krankenkassen übernommen. Daraus ließe sich schlussfolgern, dass wir allesamt sehr gesund leben könnten. Aber, ist das wirklich so? Ich stelle mir in diesem Zusammenhang schon immer die folgenden Fragen:

- Warum nimmt Deutschland bei den Gesundheitskosten einen internationalen Spitzenplatz ein?
- Quelle:
https://www.krankenkassen.de/gesetzliche-krankenkassen/system-gesetzliche-krankenversicherung/gesetzliche-krankenversicherung-information/
- Sind wir wirklich besonders krank?
- Oder konsumieren wir unnötig viele Medikamente und Tabletten, weil sie uns in den meisten Fällen nichts kosten?

In Deutschland sind fast zwei Millionen Menschen abhängig von Medikamenten. Diese Medikamentensucht ist die zweithäufigste Form der Abhängigkeit nach der Tabaksucht. Nach Meinung der indischen Ärzte entwickelt sich eine Arzneimittelsucht meist still, sehr langsam und wird dadurch oft erst spät erkannt. In Deutschland steigt die Zahl der auf diese Weise suchtkranken Menschen rapide an. Mehr darüber erfährst du im DHS-Jahrbuch »Sucht 2020«.

Im Bericht des Umwelt-Bundesamts vom Juli 2020 ist zu lesen: »In Deutschland haben Kinder und Jugendliche zwischen drei und siebzehn Jahren zu viele langlebige Chemikalien aus der Stoffgruppe der per- und polyfluorierten Alkylsubstanzen, kurz PFAS, im Blut«. *[Bericht Nr. 28/2020 von 06.07.2020].*

Im Zusammenhang mit Arzneimitteln bzw. Tabletten habe ich außerdem die folgenden, interessanten Erfahrungen gemacht:

Mein Bekannter Christoph lud mich in sein neues Haus ein, um mir alles zu zeigen. Während der Besichtigung waren wir auch in seinem Schlafzimmer. Dort sah ich einen riesigen Schrank (in der Größe eines 400-l-Familienkühlschranks) mit einem Aufkleber »Haus-Apotheke«. Ich war ob der Größe dieses Schranks total überrascht und fragte neugierig: »Ist deine Frau Apothekerin oder Ärztin?« Christoph antwortete, dass seine Frau Gymnasiallehrerin sei. Daraufhin öffnete er begeistert den Schrank und präsentierte mir die darin herrschende Medikamentenanordnung. Auf verschiedene Fächer aufgeteilt gab es da eine hohe Zahl an Medikamenten für Kinder, an Medikamenten für Erwachsene, unzählige Mittel gegen Schmerzen, Schlafmittel, Antibiotika und eine höchst umfangreiche Urlaubs-Apotheke. Schockiert nahm ich im Kopf eine überschlagsmäßige Kalkulation vor. Hier lagerten schätzungsweise Medikamente im Wert von über 6.000 Euro! Ich wollte die Euphorie von Christoph betreffend sein neues Domizil nicht dimmen und verkniff mir angesichts dieses pharmazeutischen Warenlagers jeglichen Kommentar. Beim Verlassen des Schlafzimmers sagte er dann noch stolz: »Alle zwei Jahren werfen wir dann alles, was nicht gebraucht wurde, weg, weil viele der Medikamente dann ja abgelaufen sind.« Kein Wunder, dachte ich, dass unsere Gesundheitskosten so hoch sind.

Anlässlich einer Urlaubsreise nach Indien mit einer deutschen Gruppe litt einer der Reiseteilnehmer, ein Freund aus München, an einer Magenverstimmung. Ein Ehepaar aus unserer Gruppe kam sofort mit einer umfangreichen Reise-Apotheke an und überreichte eine Packung Antibiotika-Tabletten, die unbedingt acht Tage lang einzunehmen wären. Da ich der Meinung bin, dass man Antibiotika nur in den ärgsten Notfällen einnehmen soll, riet ich meinem Freund, diese Tabletten nicht zu akzeptieren, sondern es zunächst mit anderen Mitteln zu versuchen. Mein Freund folgte meinem Rat, ließ sich auf einige indische Hausmittel zur Heilung ein und war bald wieder gesund. Das hilfreiche Ehepaar war fassungslos und verstand nicht, wieso die Antibiotika nicht akzeptiert worden waren.

Wenn ich in Deutschland – was sehr selten geschieht – eine Apotheke aufsuche, fällt mir immer wieder auf, dass viele Menschen mit einem Arztrezept in die Apotheke kommen und mit mindestens vier bis fünf Tablettenpackungen wieder hinausgehen.

Beim Arztbesuch scheint es normal geworden zu sein, dass die Patienten und Patientinnen ganz automatisch um Antibiotika bitten, auch wenn es gar nicht erforderlich ist. Es sollte doch allgemein bekannt sein, dass Antibiotika eigentlich nur bei bakteriellen Infektionen einzunehmen sind. Und das Schlimmste dabei, manche Ärzte und Ärztinnen machen bei diesem Spiel willig mit.

In Deutschland sind noch immer rund 65 Prozent aller Antibiotika-Verordnungen unnötig, es entstehen dadurch unendlich sinnlose Antibiotika-Verschreibungen!

Besonders häufig werden Antibiotika bei akuter Mittelohrentzündung, fiebriger Erkältung und Grippe eingesetzt. Da es sich hierbei aber meistens um Virusinfekte handelt, helfen Antibiotika vielfach gar nicht. Werden

Antibiotika zu häufig und unnötig eingenommen, besteht die Gefahr, dass sie keine Wirkung mehr zeigen, wenn sie wirklich notwendig sind. Die Zunahme von Antibiotika-Resistenzen stellt eine der großen Herausforderungen der Medizin dar. (Unnötige Verordnungen Web: http://www.bertelsmann-stiftung.de*)*

Ein befreundeter indischer Arzt rät, Medikamente und Tabletten nur bei wirklichem Bedarf einzunehmen. Bei einfachen Erkrankungen sollte man es zuerst immer mit Hausmitteln versuchen. Erst nach drei bis vier Tagen sollte man bei andauernden Problemen Medikamente zu sich nehmen und gegebenenfalls einen Arzt aufsuchen. Ferner betonnt er auch, dass jedes Medikament zwar die gewünschte Wirkung hat, aber auch immer unerwünschte Nebenwirkungen mit sich bringen kann.

2. Natürliche bewährte Heilmittel bei allgemeinen Krankheiten

Im Folgenden habe ich die wichtigsten indischen Heilmittel für häufige allgemeine Probleme oder Erkrankungen von Kopf bis Fuß zusammengestellt.

Häufige Probleme im Zusammenhang mit Kopfhaut und Haaren:

- Schuppen:
    - Zwei Teelöffel Bockshornkleesamen (*Methi*) zehn Stunden lang einweichen. Zu einer Paste zermahlen. Auf das gesamte Haar auftragen, eine Stunde einwirken lassen und mit einem milden Shampoo (Baby-Shampoo) waschen. Keine Haarspülung verwenden und die Haare auch nicht einölen.
    - Nimm zwei Esslöffel Quark und ein Eiweiß, mische sie in einer Schüssel und trage diese Paste auf das gewaschene Haar auf. Eine Stunde einwirken lassen,

und das Haar danach mit einem milden Shampoo waschen.

  - Nimm zwei Esslöffel Backpulver, mische dies mit einem Esslöffel Quark und bereite daraus eine glatte Paste. Trage diese Paste auf die Kopfhaut auf und lasse sie eine halbe Stunde lang einwirken. Mit einem milden Shampoo (Baby-Shampoo) waschen.

- Haarausfall
  - Nimm eine Handvoll Blätter einer Hibiskus-Pflanze (insbesondere die rote Blumensorte) und koche diese Blätter in 500 ml Wasser. Abkühlen und filtern, weiter abkühlen lassen, danach die gekochten Blätter mit etwas von diesem abgekühlten Wasser mahlen. Trage diese Paste für eine Stunde lang auf das Haar auf und spüle das Haar danach mit dem gefilterten Sud aus.
  - Nimm zwei Teelöffel Bockshornkleesamen (*Methi*) und lass diese zehn Stunden lang einweichen, danach alles zu einer Paste zermahlen. Trage die Paste auf das gesamte Haar auf, lasse sie eine Stunde lang einwirken und wasche danach das Haar mit einem milden Shampoo. Einen Monat lang regelmäßig anwenden, das stoppt den Haarausfall und lässt das Haar glänzen.
  - Trage regelmäßig warmes Mandelöl auf und massiere es mit kreisenden, langsamen Fingerbewegungen in das Haar. Lasse danach vor dem Haarewaschen ein warmes Handtuch eine Stunde lang um den Kopf gewickelt.

Häufige Probleme im Zusammenhang mit den Augen

- Brennende und tränende Augen
  - Spritze kaltes Wasser auf deine Augen, wische dann nicht über deine Augen, sondern lege ein Handtuch auf, um das Wasser abzutupfen. Danach eine reife

Banane in einer Schüssel zerdrücken, zwei Löffel Jogurt dazugeben, gut mischen und diese Kombination essen. Schließe im Anschluss die Augen und entspanne dich. Wiederhole dies drei Tage lang zweimal täglich.

- Nimm eine mittelgroße Zwiebel und reibe sie mit einem Teelöffel schwarzem Pfeffer und einem Löffel Mohn, der in 100 ml Milch eingeweicht ist. Trage diese Mischung auf deine Stirn auf und lasse sie trocknen. Danach behutsam abwaschen und darauf achten, dass die Mischung nicht in die Augen gelangt.
- Weiche einen Teebeutel Schwarztee in kaltem Wasser ein. Schließe die Augen, lege den nassen Teebeutel für eine halbe Stunde auf deine Augenlider und entspanne dich. Wasche die Augen danach mit kaltem Wasser und tupfe sie mit einem Handtuch ab. Achtung: Die Augen keinesfalls reiben!

- Augenrötung und -ermüdung
  - Wasche die Augen, indem du kaltes Wasser darauf spritzt und tupfe sie danach mit einem dicken Handtuch ab. Falls du Kontaktlinsen trägst, entferne diese vor dem Waschen der Augen. Nimm dann zwei oder drei Kapseln Kardamom, entferne die äußere Schale und mahle die Samen. Mit einem Esslöffel Honig und Butaris bzw. Butterschmalz (Ghee) dieses Pulver gut vermischen und essen. Schließe die Augen und entspanne dich.
  - Wasche die Augen, indem du kaltes Wasser darauf spritzt und tupfe sie dann mit einem dicken Handtuch ab. Wische die Augen nicht ab. Falls du Kontaktlinsen trägst, entferne diese vor dem Waschen der Augen. Weiche einen Teebeutel (zum Beispiel Kamillentee) in kaltem Wasser ein. Schließe die Augen, lege den nassen Teebeutel für eine halbe

Stunde auf deine Augenlider und entspanne dich. Wasche die Augen danach mit kaltem Wasser und tupfe sie mit einem Handtuch ab. Achtung: Die Augen keinesfalls reiben!

Häufige Probleme im Zusammenhang mit den Ohren

- Ohrenschmerzen durch eindringendes Wasser beim Duschen
    - Erwärme zwei Teelöffel Kokosöl und verwende diese als »Ohrentropfen«, solange das Öl noch erträglich warm ist.
    - Nimm zwei große Knoblauchzehen, zerdrücke sie und füge zwei Teelöffel Kokosöl hinzu. Erhitze diese Mischung auf kleiner Flamme, bis der Knoblauch braun wird und verwende ihn als »Ohrentropfen«, solange das Öl noch erträglich warm ist.
    - Nimm zwei große Knoblauchzehen, zerdrücke sie und füge zwei Teelöffel Zitronensaftmischung hinzu. Gib einen Teelöffel Mandelöl in eine kleine Schüssel und füge die Knoblauch-Zitronen-Mischung hinzu, erwärme diese und verwende sie als »Ohrentropfen«, solange das Öl noch erträglich warm ist.
- Ohrenschmerzen durch Furunkel im Inneren
    - Nimm zwei große Knoblauchzehen, zerdrücke sie und füge zwei Teelöffel Mandelöl hinzu. Erhitze diese auf kleiner Flamme, bis der Knoblauch braun wird und verwende ihn als Ohrentropfen, wenn das Öl noch erträglich warm ist.
    - Nimm zwei Löffel Senfkörnerpulver und füge zwei Teelöffel Kokosöl hinzu. Mische diese gut, erwärme sie, passiere sie durch ein Tuch und verwende sie als »Ohrentropfen«, solange das Öl noch erträglich warm ist.
    - Nimm eine Handvoll frisches grünes Gras vom

Rasen, wasche es gründlich und mahle es in einem Mixer mit wenig Wasser. Drücke zwei bis drei Teelöffel grünen Saft aus. Mische dazu zwei Teelöffel Kokosöl, erwärme diese und verwende sie als »Ohrentropfen«, solange das Öl noch erträglich warm ist.

Häufige Probleme im Zusammenhang mit dem Gesicht

- Akne/Pickel
  - Nimm die Schalen von drei oder vier Orangen und zerdrücke (mahle) sie mit ca. 20 ml Wasser, um eine dicke Paste zu erhalten. Trage diese Paste auf die Akne auf. Nach einer Stunde mit warmem Wasser abwaschen, das Gesicht nicht reiben. Wenn keine frischen Orangen verfügbar sind, kannst du getrocknete Orangenschalen verwenden.
  - Wasche das Gesicht mit Wasser. Trage danach auf die Akne zerkleinerten Knoblauch (zwei Zehen) auf und lasse diesen eine Stunde wirken. Danach mit warmem Wasser abwaschen, das Gesicht nicht reiben.
- Warzen
  - Nimm zwei Knoblauchzehen und zerdrücke sie. Den zerkleinerten Knoblauch auf die Warze auftragen und eine Stunde warten, dann abwaschen. Wiederhole diese Prozedur drei Tage lang.
  - Aus den Stielen und Blättern von Feigenbäumen kommt milchig weißer Saft. Trage diese milchige Substanz auf die Warzen auf. Nach einer Stunde abwaschen. Wiederhole diese Prozedur drei Tage lang.
  - Nimm zwei Gewürznelken, mahle sie zu einem feinen Pulver und vermische dieses mit etwas Sahne, um eine Paste zu erhalten. Trage diese Paste auf die Warzen auf. Nach zehn Minuten abwaschen. Wiederhole diese Prozedur drei Tage lang.

Häufige Probleme im Zusammenhang mit der Nase

- Niesen
  - Nimm zwei Esslöffel Anis, gib 150 ml Wasser hinzu und koche die Mixtur. Trinke davon eine Woche lang täglich 20 ml.
  - Träufle fünf Tropfen Eukalyptusöl auf die Ecke eines Taschentuchs und atme es ein, indem du diese Ecke des Taschentuchs über die Nase legst.
  - Träufle fünf Tropfen Kokosöl auf deine linke Handfläche und transportiere das Öl mit dem kleinen Finger der rechten Hand in deine Nasenlöcher.
- Erkältung
  - Träufle fünf Tropfen Eukalyptusöl auf die Ecke eines Taschentuchs und atme den Duft ein, indem du dir diese Ecke des Taschentuchs unter die Nase hältst.
  - Mische den Saft einer Zitrone zu einer Tasse Wasser hinzu und koche diese Flüssigkeit auf. Nimm diese Mischung vor dem Schlafengehen zusammen mit einem Löffel Honig so heiß wie möglich zu dir. Wiederhole dies an drei Abenden hintereinander.
  - Nimm frischen Ingwer von ca. drei cm Größe und gib ca. 200 ml Wasser hinzu. Koche diese Mischung sprudelnd auf und lasse sie danach einige Minuten köcheln. Seihe den Ingwer ab, füge jeweils einen Teelöffel Honig und Zitronensaft hinzu und trinke die Mischung, solange sie warm ist. Wiederhole dies an drei Abenden hintereinander.
- Erkältung mit Kopfschmerzen: In eine Tasse Milch einen halben Teelöffel Kurkumapulver und einen halben Teelöffel Pfefferpulver geben und diese Mischung aufkochen. Sie wird am besten vor dem Schlafengehen getrunken.

Häufige Probleme im Zusammenhang mit dem Mund

- Geschwüre im Mund
  - Nimm eine Tasse mit kochendem Wasser, füge einen Teebeutel Schwarztee hinzu sowie einen halben Teelöffel Butaris (*Ghee*) und lasse den Tee abkühlen. Spüle den Mund mit diesem kühlen Sud aus und versuche, die Flüssigkeit so lange wie möglich im Mund zu behalten.
  - Nimm eine halbe Tasse Kokosmilch, füge einen Löffel flüssigen Honig hinzu und rühre gut um. Massiere damit alle vier Stunden die Innenseite von Mund und Zahnfleisch.
  - Nimm 200 ml Wasser, gib fünf Gramm Koriandersamen hinzu und koche diese Mischung zehn Minuten lang. Spüle den Mund mit dieser Flüssigkeit einige Male aus.
  - Nimm fünf Esslöffel Bockshornkleesamen, röste die Samen und mahle sie nach dem Abkühlen zu einem sehr feinen Pulver. Einen halben Teelöffel dieses Pulvers in ein Glas mit 200 ml kaltem Wasser geben und zweimal täglich trinken

Zahnschmerzen

- Nimm zwei Gewürznelken, mahle sie zu einem feinen Pulver und trage dieses auf den schmerzenden Zahn auf.
- Brate zwei Teelöffel Kurkumapulver an, bis es fast verbrannt ist. Trage diese Mischung auf den schmerzenden Zahn auf.
- Gib zwei Tropfen Nelkenöl auf ein Wattestäbchen und betupfe damit den schmerzenden Zahn.
- Nimm einen Esslöffel Kokosöl und brate darin einige Nelken. Die Nelken in diesem Öl abkühlen lassen und fein pulverisieren, um eine Paste zu erhalten. Trage diese Paste auf den schmerzenden Zahn auf.
- Schneide frischen Ingwer in Scheiben, füge etwas Salz

hinzu und trage diese Mixtur auf das Zahnfleisch und den schmerzenden Zahn auf.

Häufige Probleme im Zusammenhang mit Hals, Brust und Rücken

- Halsschmerzen und Halsentzündung
  - Zwei Esslöffel Bockshornkleesamen (Methi) in 800 ml Wasser einweichen und dann kochen. Auf Raumtemperatur abkühlen lassen, und alle vier Stunden mit diesem Sud gurgeln.
  - Trinke den ganzen Tag über leicht heißes Wasser. Außerdem hilft es, mit heißem Wasser, Salz und etwas Butaris (*Ghee*) regelmäßig zu gurgeln.
  - Trinke klare Hühnersuppe oder Hühnerbrühe.
  - Eine Tasse Wasser aufkochen, einen Teelöffel Schwarztee-Teeblätter, Ingwerstücke und Zitronengras hinzufügen. Trinke diesen heißen Sud alle vier Stunden und bereite ihn jedes Mal frisch zu.
  - Mische in einer kleinen Schüssel zwei Esslöffel Honig, zwei Teelöffel Zitronensaft und einen Teelöffel fein zerkleinerten Ingwer. Iss alle drei Stunden einen halben Teelöffel dieser Mischung.
  - Koche eine Tasse Milch mit einem halben Teelöffel Kurkumapulver auf, füge Salz und einen halben Teelöffel Butaris (*Ghee*) hinzu. Trinke diese Kurkuma-Milch kurz vor dem Schlafengehen.
- Husten und Schmerz
  - Eine Handvoll Minzblätter in zwei Tassen Wasser kochen. Füge eine Prise Salz und einen Esslöffel Honig hinzu und trinke alle vier Stunden eine halbe Tasse.
  - Nimm einen Esslöffel Honig und füge ein wenig Salz hinzu. Nimm ein Stück Ingwer und tauche es in den Honig. Beiße ein kleines Stück ab und kaue den mit Honig vermischten Ingwer.

- Nimm einen Löffel Kreuzkümmel *(Jeera)* und einen halben Löffel Pfefferkörner. Pulverisiere diese mit ein wenig Salz und iss diese Mischung.
- Koche eine Tasse Milch mit einem halben Teelöffel Kurkumapulver, füge Salz hinzu, sowie einen halben Teelöffel Butaris. Trinke diese Kurkuma-Milch kurz vor dem Schlafengehen.

Schmerzen in der Brust

- Koche 500 ml Wasser und füge zwei Teelöffel Karamellsamen hinzu. Füge einen halben Teelöffel Kurkumapulver hinzu. Diese Mischung kühlen, filtern und beiseitestellen. Nimm einen Teelöffel Honig, gibt etwa einen Esslöffel dieser Flüssigkeit hinzu und konsumiere diese Mixtur langsam. Wiederhole diesen Vorgang alle vier Stunden.
- Mahle einen halben Teelöffel Senfkörner oder benutze einen halben Teelöffel Senfpaste. Füge einen halben Teelöffel Honig und einige Tropfen Zitrone hinzu und verspeise diese Mischung.
- Trage Eukalyptusöl auf die Brust auf. Halte ein Taschentuch mit einigen Tropfen Eukalyptusöl in die Nähe der Nasenlöcher.
- Bringe Wasser in einem Gefäß zum Kochen und füge einige Tropfen Eukalyptusöl hinzu. Lege ein Handtuch über deinen Kopf, beuge dich über das Gefäß und atme den Dampf ein.

Rückenschmerzen

- Trage Eukalyptusöl in kreisenden Bewegungen auf den Rücken auf und halte den Rücken mit einer Wärmeflasche warm. Nicht mit Gewalt einmassieren!
- Mahle 50 g Ingwer in einem Mixer. Erhitze diese Paste, bis sie braun wird und trage sie noch warm auf den Rükken auf.
- Überprüfe deine Körperhaltung im Sitzen. Eine falsche

Haltung verursacht Rückenschmerzen. Verwende kleine Kissen, um den Rücken zu stützen.

- Überprüfe, ob eventuell falsches Schuhwerk oder zu hohe Absätze deine Rückenschmerzen verursachen könnten.
- Überprüfe die ordnungsgemäße Funktion der Niere. Unsachgemäße Funktion, ständige Verzögerung beim Urinieren verursacht Rückenschmerzen und kann zu Nierensteinen führen.

Asthma

- 200 ml Wasser kochen, zwei Löffel Karamellsamen hinzufügen und den Dampf einatmen.
- 100 ml Wasser kochen, zehn Nelken und wenig Honig hinzufügen. Konsumiere davon dreimal täglich einen Teelöffel.
- Vier trockene Feigen über Nacht in einer Tasse warmem Wasser einweichen. Trinke am nächsten Morgen als erstes das Wasser und iss danach die Feigen. Mindestens drei Monate lang wiederholen!
- Mische einen Löffel Ingwersaft, einen Löffel Granatapfelsaft und einen Löffel Honig und trinke diesen Saft.

Häufige Probleme im Zusammenhang mit dem Magen

- Brennender Magenschmerz
    - Nimm einen Teelöffel Bockshornkleesamen und mahle diese zu feinem Pulver. Füge eine Tasse frische Buttermilch und etwas Salz hinzu und trinke die Mixtur zweimal täglich.
    - Nimm eine Schüssel mit frischem Quark oder Joghurt. Füge ein wenig Salz und ein Stück Zucker hinzu und iss diese Mischung langsam.
    - Füge einem Glas kalte Milch ein wenig Zucker und eine Prise Salz hinzu. Nippe dieses Getränk sehr langsam.
- Magenverstimmung (Durchfall)

- Nimm zwei Teelöffel Bockshornkleesamen *(Methi)* und brate sie braun, pulverisiere sie und koche sie in einem Glas Wasser, um einen Sud zu bilden. Trinke jede halbe Stunde zwei Teelöffel dieses Suds.
- Zerkleinere zwei reife süße Äpfel, um eine breiartige Konsistenz zu erhalten. Füge bei Bedarf etwas Zucker und einen halben Teelöffel Muskatnusspulver hinzu. Gut mischen und alle zwei Stunden zwei Teelöffel davon essen.
- Reife Bananen zerdrücken, ein wenig Salz und Muskatpulver hinzufügen und alle vier Stunden davon essen.
- Bereite eine Paste aus vier oder fünf Datteln, füge etwas Honig hinzu und iss alle vier Stunden davon.
- Schwarzes Salz (Kala Namak) ist erhältlich in indischen Lebensmittelgeschäften.

- Magen-Säure
  - Trinke zweimal täglich ein Glas Wassermelonensaft.
  - Nimm ein Stück Jaggery oder kandierten Zucker. Im Mund halten und langsam saugen, bis die Säure nachlässt.
  - Nimm ein Glas kaltes Wasser und füge einen halben Teelöffel schwarzes Salz und zwei Teelöffel Zitronensaft hinzu – danach gut umrühren. Trinke langsam Schluck für Schluck.
  - Iss Gurkenstücke mit einer Prise schwarzem Salz.
- Übelkeit und Erbrechen
  - Nimm einen Teelöffel Honig und füge gebratenes Nelkenpulver hinzu. Tauche einen Finger in den Honig und lecke diesen langsam ab.
  - Nimm ein paar Curryblätter, wasche sie und zerdrücke sie, um etwa drei Löffel Saft zu erhalten. Füge einen Löffel Zitronensaft und einen halben Löffel Honig hinzu. Gut mischen und langsam zu dir nehmen.

- Nimm drei oder vier zerdrückte Knoblauchzehen, koche sie mit etwas Flüssigkeit auf und trinke diesen Sud, sobald er abgekühlt ist.
- Nimm jeweils einen Teelöffel Minzsaft und Zitronensaft und füge einen halben Teelöffel Ingwersaft hinzu. Dazu einen Esslöffel Honig geben, gut mischen und trinken.
- Schneide Ingwer in dünne Scheiben. Füge Zitronensaft und eine Prise Salz hinzu. Iss alle zwei Stunden langsam zwei Scheiben davon.

✤ Verstopfung

- Nimm zwei oder drei Lakritzstangen und kaue sie zu Saft.
- Trinke morgens als erstes vier Gläser Wasser auf leeren Magen.
- Nimm ein Glas warmes Wasser, füge einen Teelöffel Honig hinzu, drücke eine halbe Zitrone hinein und trinke diese Mischung eine Woche lang täglich.
- Nimm acht Datteln und lasse sie über Nacht in einem Glas Wasser einweichen. Am nächsten Morgen mahlst du diese Mischung in einem Mixer und trinkst sie. Wiederhole diese Prozedur eine Woche lang.
- Iss täglich 200 g Trauben oder alternativ zehn bis fünfzehn Stück Rosinen.
- Nimm vier Aprikosen, wasche sie und schneide sie in Stücke, ohne die Haut zu entfernen, und verspeise sie. Trinke danach ein Glas warmes Wasser.
- Iss täglich zwei bis drei Bananen oder eine ganze Gurke.

✤ Durchfall

- Trinke drei- oder viermal am Tag schwarzen Kaffee ohne Zucker.
- In eine große Tasse mit dünnem Tee (mehr Wasser und weniger Teeblätter) einen Teelöffel Kardamom-

pulver hinzufügen Von dieser Mischung danach alle vier Stunden zwei bis drei Esslöffel zu dir nehmen.

- Etwa einen Esslöffel Koriandersamen in Wasser über Nacht einweichen und mit verdünnter Buttermilch und einer Prise Salz einnehmen.
- Nimm einen gereiften Apfel, schäle ihn und reibe ihn in einen Teller. Stehen lassen, bis der geriebene Apfel bräunlich wird. Füge etwas Muskatpulver hinzu und verspeise den Apfel langsam und in kleinen Bissen.
- Nimm jeweils einen Teelöffel Ingwerpulver oder Ingwerpaste, Kreuzkümmelpulver und Zimtpulver. Füge ein wenig Honig hinzu und mache daraus eine Paste. Einen Teelöffel dieser Paste dreimal am Tag langsam ablecken.
- Gib einen Teelöffel Kreuzkümmel in ein kleines Gefäß und füge eine Tasse Wasser hinzu. Koche und seihe dies ab und füge Salz nach Geschmack sowie den Saft frischer Korianderblätter hinzu. Trinke diese Mischung ein paar Tage lang alle acht Stunden.

Häufige Probleme im Zusammenhang mit der Niere

- Blasensteine
  - Koche ca. zwei Minuten lang zwei zerdrückte Feigen in etwas Flüssigkeit. Trinke dies einen Monat lang am frühen Morgen.
- Nierenfehlfunktion
  - Gib zwei Teelöffel Korianderpulver in eine Tasse mit Wasser. Koche dies ca. zwei Minuten lang auf und trinke die Mischung mit Milch und Zucker.
  - Iss täglich mindestens sechs Mandeln.
- Schmerzhaftes Urinieren
  - Nimm einen halben Teelöffel Bockshornkleesamenpulver. Mische diese in einem Glas verdünnter Buttermilch. Füge ein wenig Salz hinzu. Trinke diese

Mixtur täglich vor dem Frühstück und vor dem Schlafengehen eine Woche lang.

- Wasche und zerquetsche einige Minzblätter, damit Saft austritt. Einen Esslöffel dieses Saftes in ein Glas kaltes Wasser geben und alle vier Stunden davon trinken.
- Träufle etwa vier Tropfen reines Sandelholzöl in ein Glas Milch. Füge pulverisierte Karamellsamen hinzu und trinke diese Mischung.

Häufige Probleme im Zusammenhang mit Armen und Beinen

- Knöchelschwellung & Schmerzen
  - Nimm einen Esslöffel schwarze Pfefferkörner, gib ein wenig Wasser hinzu und mahle dies in einem Mixer zu einer Paste. Erwärme diese Paste und trage sie auf die Schwellung auf. Wickle ein leichtes Stück Stoff darum, um das Verschmutzen von Bett und Kleidung zu vermeiden.
  - Nimm etwa eine Viertel Tasse Zitronensaft und füge die gleiche Menge Rizinusöl hinzu. Erwärmen und auf die Schwellung auftragen.
  - Nimm zehn frische grüne Blätter von einer Hibiskus-Pflanze und füge zwei Teelöffel schwarze Pfefferkörner hinzu, um eine dicke Paste zu bilden. Erwärme diese und tragen sie auf die Schwellung auf.
  - Trinke warmes Wasser mit Honig und Zitronensaft
- Krämpfe
  - Schäle eine Banane und schneide sie in Scheiben. Streue ein wenig Kochsalz auf die Scheiben und iss diese.
  - Halt den großen Zeh des Beins, das Krämpfe hat, zwei Minuten lang fest. Entspanne dich und wiederhole den Vorgang dreimal.
  - Nelkenöl nur auf die betroffene Stelle auftragen.

- Mische Ingwer und Kurkumapaste in einem Mixer. Erwärme diese Mischung und trage sie auf die betroffene Stelle auf.
- Nimm ein großes Blatt aus dem Garten, wasche es gut und lege es zum Erwärmen auf eine beheizte Pfanne. Trage dieses Blatt im Bereich der Krämpfe auf.

- Fußverstauchung
  - Lege zwei feingehackte Zwiebeln in eine dünne Stoffserviette und lege diese auf die Verstauchung. Die Schmerzen werden nachlassen und danach die Schwellung.
  - Ein Fußbad mit Lavendelöl oder Kampferöl nehmen. Weiche den Bereich des Knöchels ein. Massiere den Knöchel nicht.
  - Zu gleichen Teilen Mandelöl und Knoblauchöl mischen und auf die verstauchte Stelle auftragen.
  - Bereite mit einem Mixer eine Paste aus einem Esslöffel schwarzer Pfefferkörner und Wasser. Diese Paste erwärmen und auf die Verstauchung auftragen.
  - Mahle zehn Blätter eines Zitronenbaums zu einer feinen Paste. Füge etwas Mandelöl hinzu und trage diese Mischung auf die Verstauchung auf.

Natürliche bewährte Heilmittel

- Asthma
  - Zehn Knoblauchflocken in einer halben Tasse Milch kochen. Trinke dies einen Monat lang jeden Abend.
  - Nimm einen halben Teelöffel Zimtpulver, füge einen Teelöffel Honig hinzu und lecke den Teelöffel langsam ab, bevor du ins Bett gehst.
  - Mische 50 ml frischen Ingwersaft, 50 ml Granatapfelsaft und 50 ml Honig. Täglich zwei Esslöffel davon einnehmen.

- Nimm drei oder vier trockene Feigen. Weiche sie über Nacht in einer Tasse Wasser ein. Iss diese eingeweichten Feigen am Morgen und trinke danach das Wasser. Drei Monate lang täglich so vorgehen.
- Iss Papaya, Äpfel und Wassermelonen, aber vermeide Zitrusfrüchte, Milch, Quark und frittierte Lebensmittel.

- Hoher Cholesterinspiegel
  - Zwei Teelöffel Bockshornkleesamen *(Methi)* zehn Stunden in einer halben Tasse Wasser einweichen und die Mischung essen.
  - Vier Knoblauchzehen nach dem Entfernen der Außenhaut mit einem Teelöffel Honig einweichen. Morgens als erstes essen.
  - Koche zwei Teelöffel Korianderpulver in 20 ml Wasser. Filtern und trinken.
  - Eine Zwiebel fein hacken, etwas Salz und Pfeffer hinzufügen und 200 ml Buttermilch untermischen. Gut umrühren und die Mixtur trinken.
  - Verwende zum Kochen Sonnenblumenöl. Nehmen Sie 4 Esslöffel Sonnenblumenöl in eine Schüssel, geben Sie zwei Eiswürfel hinein und schlagen Sie dies gut mit einer Prise Salz. Verwenden Sie dies anstelle von Butter
- Depression
  - Nimm zwei Kardamomkapseln, entferne die Schalen und Samen und mische das Pulver mit einem Esslöffel Zucker. Koche eine Tasse dünnen Schwarztee und füge einen Teelöffel des obigen Pulvers hinzu. Trinke diesen Sud dreimal täglich.
  - Nimm einen Esslöffel Zitronensaft, füge etwas Muskatpulver hinzu und trinke dies vier Mal am Tag.
- Diabetes
  - Einen Esslöffel Zitronensaft in eine Tasse bitte-

ren Kürbissaft geben und drei Monate lang täglich einnehmen.
    - Zwei Teelöffel Bockshornkleesamen in Wasser einweichen. Die Samen am nächsten Tag zusammen mit dem zum Einweichen verwendeten Wasser essen.
    - Iss drei Monate lang jeden Morgen zehn frische, ausgewachsene Curryblätter (Kari Patta).
    - Iss morgens zehn Basilikumblätter.
- Herzprobleme
    - Nimm täglich einen halben Teelöffel Knoblauchpulver zu dir oder iss täglich zwei Zehen frischen Knoblauch.
    - Einige Minzblätter in eine Tasse Wasser geben, aufkochen und abkühlen lassen. Trinke dies zweimal täglich
    - Füge deinem Schwarztee einen Viertel Löffel Kardamompulver hinzu und trinke dies täglich.
- Bluthochdruck
    - Iss täglich zwei Knoblauchzehen.
    - Trinke viel Wasser.
    - Mische einen Teelöffel Honig, einen Teelöffel Ingwersaft und einen Teelöffel Kreuzkümmelpulver und nimm diese Mischung zweimal täglich zu dir.
    - Wasche eine Handvoll Curryblätter und mahle sie in einem Mixer mit Wasser, bis du ein halbes Glas Saft erhalten hast. Füge etwas Zitronensaft hinzu und trinke diese Mixtur drei Monate lang täglich frisch.
    - Trinke Kokoswasser, Buttermilch und Saft aus in Wasser gemahlenen Korianderblättern.
    - Vermeide Salz.
- Schlaflosigkeit
    - Zwei Teelöffel Honig in eine Tasse lauwarmes Wasser geben und vor dem Schlafengehen trinken.
    - Vor dem Schlafengehen ein Glas warme Milch mit Honig trinken.

* Bereite eine Tasse Saft aus Sellerieblättern zu und mische sie mit einem Teelöffel Honig. Trinke diese Mischung vor dem Schlafengehen.
* Nimm zwei Teelöffel Kreuzkümmel, brate sie in Butaris an, füge diesem Pulver Bananenstückchen hinzu und verspeise diese.
* Iss vor dem Schlafengehen etwa 150 ml Quark (nicht kalt).

- Hämorrhoiden (Piles)
  * Eine Banane zerdrücken und in eine Tasse mit Milch geben. Diese Mischung kochen und abkühlen lassen. Davon drei bis vier Mal am Tag essen.
  * Mische einen Teelöffel Minzsaft, einen Teelöffel Zitrone und einen Esslöffel Honig. Nimm diese Mischung dreimal täglich ein.
  * Vier getrocknete Feigen waschen. Über Nacht in einem Glas Wasser einweichen und morgens als erstes die Feigen essen und das Wasser trinken.
  * Drei Teelöffel bitteren Kürbissaft in ein Glas Buttermilch geben und trinken.
  * Trinke zweimal täglich etwa eine Viertel Tasse Saft aus geriebenem Rettich.
  * Granatapfelsaft trinken.
  * Täglich viel Buttermilch trinken.
- Schwindel (Vertigo)
  * Zwei Esslöffel Sesamöl erwärmen und jeweils einen halben Teelöffel fein pulverisiertes Zimt und fein pulverisierten Kardamom hinzufügen. Trage diese Mischung langsam vor dem Schlafengehen auf den obersten Teil des Kopfes auf und decke den Kopf mit einem Tuch ab. Am nächsten Morgen kannst du die Mischung abwaschen. Wiederhole diese Prozedur an vier aufeinanderfolgenden Tagen.
  * Weiche zehn Mandeln in Wasser ein und entferne die Schalen, nimm zehn Kürbiskerne und entfer-

ne ebenfalls die äußeren Schalen und füge dieser Mischung einen Teelöffel Mohn und vier Esslöffel Weizen hinzu. Lasse die Mixtur über Nacht stehen und mahle sie am nächsten Morgen zu einer Paste. Gib danach zwei Esslöffel dieser Paste in 200 ml Milch und koche alles auf. Zucker hinzufügen und eine Woche lang täglich verzehren!

- Verbrennungen
  - Lege Eiswürfel auf den Bereich auf.
  - Trage Glycerin auf die verbrannte Stelle auf.
  - Trage Weizenmehl auf die betroffene Stelle auf.
  - Trage zerdrückte Bananen auf die betroffene Stelle auf. Mit einem frischen großen Blatt bedecken und mit einem Verband abdecken.
  - Nimm fünf Teelöffel Zitronensaft und zwei Teelöffel Kokosöl, mische gut und trage die Flüssigkeit auf.
  - Trage eine dünne Schicht Honig und Zitronensaft auf den verbrannten Bereich auf. Mit einem Verband abdecken.

Anhang 2

Indische Gewürze und ihre Heilkraft

Die weltweit bekanntesten Gewürze kommen aus Indien! Diese Gewürze verleihen der indischen Küche nicht nur ihr unverwechselbares Aroma und ihren speziellen Geschmack, sondern bieten außerdem eine hohe gesundheitsfördernde Heilkraft. In diesem Buch hast du bereits einiges über die Magie der indischen Gewürze erfahren und erkannt, wie sie dich beim Abnehmen unterstützen können. In diesem Anhang gehe ich näher auf die jeweilige gesamtkörperliche Heilwirkung der einzelnen Gewürze ein.

- **Anis (Anasphal/Badian/Anis):** Anis wird zur Behandlung von Verdauungsproblemen und Zahnschmerzen eingesetzt, aber auch bei Magenverstimmung, Blähungen oder rinnender Nase.
- **Basilikum (Tulsi, Basilikum):** Basilikum wird bei Magenkrämpfen, Appetitlosigkeit, Darmgas, Nierenerkrankungen, Flüssigkeitsansammlungen, Erkältungen, Warzen und Wurminfektionen angewendet.
- **Bockshornkleesamen (Methi/Bockshornkleesamen):** Entzündungshemmend und blutreinigend. Helfen auch bei Blähungen, Abszessen, Geschwüren und Nierenblutungen.
- **Chilischoten – rote getrocknete rote Chili (Lal Mirchi):** Chilischoten regen die Verdauung an. Chilipfeffersamen senken den Cholesterinspiegel, da sie Phytosterol enthalten, eine Substanz, die als gutes Fett für unseren Körper fungiert.
- **Chili:** Beruhigend für Herz und Kreislauf, enthält Vitamin C und D, verhindert Arterienverkalkung und Thromboseneigung.
- **Curryblätter (Curry Patta, Curryblätter):** Vollgepackt

mit Kohlenhydraten, Ballaststoffen, Kalzium, Phosphor, Eisen und Vitaminen wie Vitamin C, Vitamin A, Vitamin B, Vitamin E helfen Curryblätter dem Herzen, besser zu funktionieren, Infektionen zu bekämpfen, und sie können auch dein Haar und deine Haut mit Vitalität beleben.

- **Dill (Sowa/Dil):** Dill kommt bei Verdauungsproblemen zur Anwendung, aber auch bei Appetitlosigkeit, Darmgas (Blähungen), Leberproblemen und Beschwerden der Gallenblase.
- **Fenchel Samen (Badishep):** Wirken verdauungsfördernd, vorbeugend gegen Gelbsucht, Blasensteine, Bauchschmerzen, Krämpfe und Blähungen.
- **Ingwer (Adrak/Ale):** Appetitanregend, hilft bei Entzündungen, Rückenschmerzen, Frauenkrankheiten, Reisekrankheiten, Müdigkeit, Migräne und Bronchitis.
- **Kardamom (Elaichi/Veldoda):** Enthält Vitamin A, B und C, hilft bei Mundgeruch, Verdauungsstörungen, Magenbeschwerden, Nervosität, Atembeschwerden, Erkältung, Heiserkeit.
- **Knoblauch (Garlic/Lasun):** Reich an Vitamin A, B und C, fördert die Durchblutung der Herzkranzgefäße, senkt den Blutdruck, anregend bei Potenzschwäche.
- **Koriandersamen (Dhania/Dhane):** Wirken anregend auf die Verdauungsorgane, gelten als Aphrodisiakum.
- **Kreuzkümmel (Jeera/Cumin):** Verdauungsfreundlich, wirkt gegen Magen- und Darmkrankheiten und gegen blasse Haut.
- **Kurkuma (Haldi/Halad):** Appetitanregend, verdauungsfreundlich, hilft bei Gallen- und Nierenleiden sowie Hautkrankheiten.
- **Lorbeerblätter (Tej Patta Lorbeerblatt):** Lorbeerblätter sind reich an Vitamin A, Vitamin C, Eisen, Kalium, Kalzium und Magnesium. Die regelmäßige Beigabe von Lorbeerblättern in Mahlzeiten fördert die allgemeine Gesundheit!

- **Mangopulver (Amchor Mangopulver):** Mangopulver enthält viele Nährstoffe, einschließlich Vitamin A, E und C sowie Antioxidantien, und wird zur Herstellung vieler ayurvedischer Arzneimittel verwendet. Es ist reich an Eisen und als sehr vorteilhaft für schwangere Frauen bekannt. Es hilft auch bei der Kontrolle deines Blutdrucks, bei Diabetes, fördert den Gewichtsverlust, verhindert Skorbut und unterstützt die Verdauung.
- **Mangostan (Amsul/Mangostan):** Mangostan ist eine traditionelle Medizin zur Behandlung von Bauchschmerzen, Durchfall, Ruhr, infizierten Wunden, Eiterung und chronischen Geschwüren.
- **Minze (Pudina/Minze):** Minze ist seit langem als pflanzliches Heilmittel bekannt, das Magenbeschwerden, Stress und Angst lindert und einen erholsamen Schlaf fördert. Minztee wird seit langem als ein hervorragender Weg angesehen, um Magenverstimmungen zu lindern. Es kann den Verdauungstrakt beruhigen und Verdauungsstörungen, Gase und Krämpfe lindern.
- **Mohnsamen (Khus Khus Mohn):** Mohn wird gegen Asthma, Verstopfung, Husten, durch Infektionen verursachten Durchfall, Schlafstörungen sowie zur Diagnose einer als vesicoenterische Fistel bezeichneten Erkrankung konsumiert. Mohn kann angeblich sogar dabei helfen, die Entwicklung einiger Krebsarten zu verhindern.
- **Muskatnuss (Jaiphal/Muskatnuss):** Muskatnuss ist eines der stärksten pflanzlichen Beruhigungsmittel und ein einfaches kulinarisches Gewürz. Zu den gesundheitlichen Vorteilen von Muskatnuss gehören reduzierte Angstzustände, gesunder Schlaf, bessere Verdauung und Heilwirkung bei Erkältungen und Grippe.
- **Nelken (Nelken/Lavang):** Keimtötend, schmerzstillend bei Zahnschmerzen, wirken gegen Entzündungen in Hals und Rachen, sowie gegen Mundgeruch.
- *Piment (Kababchin i Piment):* Piment hat viele und neuar-

tige aromatische Verbindungen, hauptsächlich Glykoside und Polyphenole, die antibakterielle, hypotensive, antineuralgische und analgetische Eigenschaften aufweisen.

- **Pfeffer (Pfeffer/Miri):** Appetitanregend, wirkt sich auf die Magenbewegungen aus. Pfeffer hat viele Nährstoffe wie Kalzium, Eisen, Mangan.
- **Safran (Kesar/Safran):** Wirkt krampfstillend, schützt den Magen und das Herz, unterstützt die Verdauung. Die moderne Forschung bestätigt die Vorteile von Safran für die psychische Gesundheit, das Sehvermögen und die Immunität. Safran hat seine Wirksamkeit als alternative Behandlung bei leichten bis mittelschweren Depressionen gezeigt.
- **Senfkörner (Rai/Senf):** Senf wird als Lebensmittelaroma verwendet. Dieses kalorienarme Gewürz ist eine einfache Möglichkeit, deinen Mahlzeiten einen Schuss Eisen, Kalzium, Selen und Phosphor hinzuzufügen.
- **Sesam (Til/Sesam):** Sesamsamen sind reich an Eiweiß, Vitaminen und Antioxidantien. Menschen verwenden Sesamöl anstelle anderer Speiseöle zur Behandlung von Bluthochdruck. Sesam wird manchmal bei Diabetes, hohem Cholesterinspiegel und Herzerkrankungen eingesetzt.
- **Steinsalz (Khade meeth):** Steinsalz ist geologisch ursprünglich natürlich durch Ausfällung aus konzentriertem Meerwasser entstanden. Es enthält wichtige Mineralien. Steinsalz fördert die Verdauung und wirkt appetitanregend. Es wurde festgestellt, dass Steinsalz die Fähigkeit hat, die Bildung von Insulin im Körper zu stimulieren, welches das Verlangen nach Zucker reguliert. Dies kann beim Abnehmen hilfreich sein. Steinsalz kurbelt den Stoffwechsel des Körpers an und stärkt auch das Immunsystem.
- **Schwarzes Salz (Kala Namak/Schwarzes Salz):** Schwarzes Salz ist eine Art Steinsalz, ein salziges und scharf riechendes Gewürz, das in Südasien verwendet wird. Es ist auch als Himalaya-Schwarzsalz bekannt. Das Salz ist

aufgrund des Vorhandenseins von Eisen und anderer essenzieller Mineralien rosagrau gefärbt. Seine alkalischen Eigenschaften tragen dazu bei, überschüssige Magensäure zu reduzieren, während sein hoher Mineralgehalt den durch sauren Rückfluss verursachten Schaden verringert. Schwarzes Salz verbessert die Verdauung und lindert das Darmgas. Viele Menschen halten es auch für ein wirksames Mittel gegen Verstopfung. Alles, was du tun musst, ist, es mit einem Schuss Zitronensaft und Ingwer zu mischen. Es ist bekannt, dass die essenziellen Mineralien in schwarzem Salz das Haarwachstum fördern, indem sie schwaches Haar stärken und Spliss verhindern. Das Einbeziehen von schwarzem Salz in deine Ernährung kann auch dazu beitragen, Haarausfall und Schuppenbildung zu reduzieren.

- **Tamarinde (Amli/Chinch):** Menschen nehmen Tamarinde gegen Verstopfung, Leber- und Gallenblasenprobleme und Magenbeschwerden ein. Es wird auch zur Behandlung von Erkältungen und Fieber eingesetzt. Frauen verwenden manchmal Tamarinde, um schwangerschaftsbedingte Übelkeit zu behandeln. Es wird Kindern zur Behandlung von Darmwürmern verabreicht. Manchmal wird eine dicke Paste aus Tamarindensamen als Abguss für Knochenbrüche verwendet. Ein Extrakt aus Tamarindensamen wird in Augentropfen für trockene Augen verwendet. Tamarinde enthält Inhaltsstoffe, die abführend wirken und gegen bestimmte Pilze und Bakterien wirken können.
- **Teufelsdreck (Hing/Asafoetida):** Asafoetida hat einen schlechten Geruch und schmeckt bitter. Es wird manchmal »Teufelsdung« genannt. Asafoetida wird bei unter anderem bei chronischer Bronchitis oder Asthma angewendet, kommt aber auch bei Magenverstimmung oder dem Reizdarmsyndrom (IBS) zum Einsatz. Andere Anwendungen umfassen die Behandlung von Keuchhusten

(Pertussis), Kruppe und heiserem Hals. Einige Menschen verwenden Asafoetida bei Hysterie, Wahnsinn, Krämpfen und als Nervenstimulans bei anhaltender geistiger und körperlicher Müdigkeit mit Depressionen (Neurasthenie). Frauen verwenden manchmal Asafoetida, um ihre Menstruation neu zu starten, nachdem die Menstruation aus irgendeinem Grund gestoppt wurde. Asafoetida wird auch bei Hühneraugen und Hornhaut direkt auf die Haut aufgetragen.

- **Thymian (Owaa/Ajwain)**: Thymian ist eine Heilpflanze gegen Husten und für Desinfektion. Thymian- und Efeublätter tragen zur Linderung von Husten und anderen Symptomen einer akuten Bronchitis bei. Thymian enthält viel Vitamin C und ist auch eine gute Vitamin A-Quelle, ebenso für Kupfer, Ballaststoffe, Eisen und Mangan.
- **Zimt (Dalchini)**: Verdauungsfördernd, stresshemmend, wirkt gegen Bauch- und Magenschmerzen; Die Verbindungen in Zimt haben antioxidative, entzündungshemmende, antidiabetische und antimikrobielle Eigenschaften und bieten unter anderem Schutz vor Krebs und Herz-Kreislauf-Erkrankungen. Zimtöl hilft bei der Behandlung einiger Arten von Pilzinfektionen. Zimt kann helfen, Alzheimer zu verhindern und den Blutzuckerspiegel zu senken.
- **Zitronengras (Zitronengras/Bhustrina)**: Zitronengras lindert Angstzustände, senkt den Cholesterinspiegel, beugt Infektionen vor, fördert die Mundgesundheit, lindert Schmerzen, steigert den Spiegel roter Blutkörperchen und lindert Blähungen.
- **Zucker – nicht raffiniert- (Gur/Jaggery)**: Jaggery verhindert bekanntermaßen Verstopfung, da es die Verdauungsenzyme im Körper aktiviert und den Stuhlgang stimuliert. Jaggery entgiftet die Leber, da es ein natürlicher Körperreiniger ist, der die Arbeitsbelastung der Leber reduziert. Jaggery hilft bei der Reinigung der Leber, indem

es schädliche Giftstoffe aus dem Körper ausspült. Jaggery ist ein guter Blutreiniger und kann die Immunität stärken, da Jaggery mit Antioxidantien und Mineralien wie Zink und Selen beladen ist. Jaggery hilft auch, die Gesamtzahl des Hämoglobins im Blut zu erhöhen und verhindert Anämie. Jaggery ist reich an Eisen und Folsäure, die zur Vorbeugung von Anämie beitragen, indem sie sicherstellen, dass ein normaler Spiegel an roten Blutkörperchen erhalten bleibt. Dies ist besonders vorteilhaft für schwangere Frauen. Jaggery sorgt für einen normalen Spiegel an rotem Blut.

Anhang 3

Studie/Empirische Erhebung

Das Hauptaugenmerk dieser »Empirischen Erhebung« richtete sich auf die Verhaltensweisen der Inder (in der Mittelklasse) und der Deutschen zum Thema »Ernährung und Bewegung«. Zweck der Untersuchung war zum einen die Gewinnung von Informationen der Befragten, wie deren Bezug zu gesundheitlich relevanten Themen aussieht und zum anderen, um zu erfahren, was davon die Befragten tatsächlich in die Praxis umsetzen.

A.1 Schritte der Erhebung

Ich habe zusammen mit Frau Dr. Jayshree Panjikar (Pune, Indien) einen Fragebogen entworfen. Dieser Fragebogen wurde an je 555 repräsentative Personen der Altersgruppe 25 bis 45 in Indien und in Deutschland per E-Mail versendet, somit lag die Gesamtzahl der versendeten Fragebögen bei 1.110.

Die durch die Befragungsgruppe ausgefüllten Fragebogen wurden wiederum per E-Mail retourniert und danach ausgewertet.

A.2 Gestaltung des Fragebogens

Der Fragebogen beinhaltete den folgenden Fragenkatalog:

A. Allgemeine Fragen

Männlich, weiblich; Alter, Größe, Gewicht, BMI-Wert
Gesundheitszustand: Sehr gut, mittelmäßig, schlecht
Angabe der Stärken: Gesundheitsbewusstsein, Disziplin, Strebertyp etc.

B. Fragen zu allgemeinen Gewohnheiten

Zeiten: Aufstehen, Pausen, Schlafengehen

Freizeitgestaltung, Hobbys

C. Fragen zur Ernährung
Zeiten: Frühstück, Mittagessen, Nachmittags-Snacks, Abendessen
Essgewohnheiten: langsam, mittel, schnell
Trink-Gewohnheiten: alkoholfreie und alkoholhältige Getränke
Andere Gewohnheiten: Rauchen
Essensplan: Frühstück, Mittagessen, Nachmittags-Snacks, Abendessen
Einnahme von Süßigkeiten
Snacking- bzw. Nasch-Gewohnheiten

D. Fragen zur Bewegung
Tägliche Bewegung
Freizeit-Sport

E. Fragen zur Gesundheit
Allgemeine Krankheiten
Chronische Krankheiten

F. Weitere Informationen
Arbeitsüberlastung und Stress
Freunde und soziale Kontakte
Schritte zur Erhöhung der Lebensqualität

G. Ihre Kommentare (ein Feld für freie Kommentare der Befragten)

A.3 Rücklauf des Fragebogens
Von den 1.110 Teilnehmern der Fragebogen-Aktion haben 1.016 Personen die ausgefüllten Fragebogen per E-Mail zurückgesendet, 94 Personen haben keine Antwort gegeben. Somit haben sich 91,53 Prozent der befragten Personen an

der Aktion beteiligt. Diese hohe Zahl ist darauf zurückzuführen, dass erstens die Teilnehmer professionell ausgewählt wurden und zweitens intensiv nachtelefoniert wurde.
Mit professionell ist gemeint, dass die Befragung repräsentativ stattfand, genau wie bei Wahlprognosen. Eine repräsentative Stichprobe ist eine kleine Menge, ein Teil oder eine Untermenge einer größeren Menge oder Einheit. Sie hat die gleichen Eigenschaften wie die größere Population, für die sie repräsentativ ist. Im Fall dieser empirischen Erhebung wurden die Teilnehmer und Teilnehmerinnen in Indien und Deutschland nach den folgenden Kriterien ausgewählt: Geschlecht: männlich oder weiblich, Alter: zwischen 25 und 55, Beruf: Lehrer und Lehrerinnen, Akademiker und Akademikerinnen, Angestellte, Beamte und Beamtinnen.

A.4 Ergebnisse der Untersuchung

Abkürzungen:
I = Indien, **D** = Deutschland
M = Männlich, **W** = Weiblich
ES = Essgeschwindigkeit schnell, **EL** = Essgeschwindigkeit langsam
AF = Alkoholfrei, **AH** = Alkoholhaltig

Das Interesse an dieser Aktion war in Deutschland höher als in Indien.

Dies sind die **Ergebnisse:**
In Indien (I) gab es 483 aktive Teilnehmer, das entspricht 87,02 Prozent, in Deutschland (D) waren es 533 aktive Teilnehmer, das entspricht 96,03 Prozent.

Dabei ist zu beachten: Die Zahlen bezüglich Indien beziehen sich auf Menschen, die der indischen Mittelklasse angehören.

A. Weitere wichtige Ergebnisse

a1. Männliche (M) Teilnehmer- 34 Prozent (I) und 31 Prozent (D)

a2. Weibliche (W) Teilnehmer- 66 Prozent (I) und 69 Prozent (D)

B. Antworten auf allgemeine Fragen (Durchschnittszahlen)

b1. BMI-Wert (M) – 23,9 bis 24,9 (I) und 25,6 bis 28,9 Prozent (D)

b2. BMI-Wert (W) – 23,4 bis 24,8 (I) und 25,2 bis 27,8 Prozent (D)

c1. Gesundheitsbewusstsein und Disziplin(M)- 40 Prozent (I) und 47 Prozent (D)

c2. Gesundheitsbewusstsein und Disziplin(W)- 68 Prozent (I) und 76 Prozent (D)

C. Antworten zur Ernährung

Zeiten: Frühstück, Mittagessen, Nachmittags-Snacks, Abendessen

Essgeschwindigkeit: langsam (EL) schnell (ES)

Trink-Gewohnheiten: Alkoholfreie (AF) und Alkoholartige (AH)

d1. Einhaltung der vier Essenszeiten -s. o-(M) – 72 Prozent (I) und 39 Prozent (D)

d2. Einhaltung der vier Essenszeiten -s. o-(W) – 76 Prozent (I) und 40 Prozent (D)

e1. Essgeschwindigkeit (M) – 70 Prozent EL, 30 Prozent ES (I) und 20 Prozent EL, 80 Prozent ES (D)

e2. Essgeschwindigkeit (W) – 80 Prozent EL, 20 Prozent ES (I) und 25 Prozent EL, 75 Prozent ES (D)

f1. Trinken in Prozent (M) – 70 Prozent AF, 30 Prozent AH (I) und 20 Prozent AF, 80 Prozent AH (D)

f2. Trinken in Prozent (W) – 95 Prozent AF, 5 Prozent AH (I) und 50P Prozent AF, 50 Prozent AH (D)

D. Antworten zur Bewegung

g1. Tägliche Bewegung (M) – 34 Prozent (I) und 70 Prozent (D)

g2. Tägliche Bewegung (W) – 40 Prozent (I) und 75 Prozent (D)

E. Antworten zur Gesundheit

h1. Allgemeine Krankheiten (M) – 20 Prozent (I) und 70 Prozent (D)

h2. Allgemeine Krankheiten (W) – 20 Prozent (I) und 70 Prozent (D)

i1. Chronische Krankheiten- (M) – 10 Prozent (I) und 40 Prozent (D)

i2. Chronische Krankheiten- (W) – 15 Prozent (I) und 40 Prozent (D)

F. Antworten zu allgemeinen Informationen

j1. Arbeitsüberlastung und Stress- (M) – 40 Prozent (I) und 60 Prozent (D)

j2. Arbeitsüberlastung und Stress- (W) – 40 Prozent (I) und 70 Prozent (D)

k1. Freunde und soziale Kontakte (M) – 80 Prozent (I) und 30 Prozent (D)

k2. Freunde und soziale Kontakte (W) – 80 Prozent (I) und 30 Prozent (D)

l1. Lebensqualität (M) – 80 Prozent (I) und 30 Prozent (D)

l2. Lebensqualität (W) – 80 Prozent (I) und 30 Prozent (D)

Fazit der empirischen Erhebung:

Nach der Durchführung dieser empirischen Erhebung ist folgendes eindeutig festzustellen: Ergebnisse (I = Indien, D = Deutschland, M = männlich, W = weiblich):

Gesundheitsbewusstsein und Disziplin (M) 40 Prozent (I) und 47 Prozent (D)

Gesundheitsbewusstsein und Disziplin(W) 68 Prozent (I) und 76 Prozent (D)

Die Personen, die in beiden Ländern das Ernährungs- und Bewegungs-Trainings-Programm (ETP und BTP) diszipliniert absolvierten, konnten ihr Abnehm-Ziel erreichen.

Fragebogen zur Empirischen Erhebung:
Im Folgenden sind die Fragebogen-Muster zu den verschiedenen Bereichen aufgelistet.

A. Allgemeine Fragen

Aus Indien	Deutschland	Männlich	Weiblich	Alter	Größe	Gewicht	BMI
Gesundheit	Sehr gut	Mittelmäßig	Schlecht				
Stärken	Diszipliniert	Undiszipliniert	Strebertyp	Andere			

B. Fragen zu Gewohnheiten

FS = Frühstück, **ME** = Mittagessen, **NS** = Nachmittags-Snack, **AE** = Abendessen

Bitte Ausfüllen mit Uhrzeiten oder mit Worten JA/NEIN

Zeiten	Aufstehen	FS	ME	NS	AE	Schlafzeit
Hobbys	Sport	Tanzen	Gymnastik	Musik	Theater	Konzert

C. Fragen zu Ernährung

Essensart	Nicht-Vegetarisch	Vegetarisch	Vegan	Andere
Essens-Tempo	langsam	mittel	schnell	
Trinken/Rauchen	Alkoholhaltig	Alkoholfrei	Rauchen	Naschen

D. Fragen zu Bewegung

Bewegungsart	Täglich	Wöchentlich	Gelegentlich
Sport			
Gymnastik			
Freizeit-Aktivitäten			
Andere			

E. *Fragen zu Krankheiten*

Allgemeine Krankheiten	
Chronische Krankheiten	

F. *Weitere Informationen*

Arbeitsbelastung	zu Hause	im Büro	Sonst
Stressfaktor	zu Hause	im Büro	Sonst
Soziale Kontakte	Vereine	Freundeskreis	Andere

Anhang 4

Zehn »Goldene Empfehlungen«

Ich möchte dich, liebe Leserin, lieber Leser, nicht aus diesem Buch entlassen, ohne dich mit meinen »Goldenen Empfehlungen« rund um Ernährung und Gesundheit vertraut gemacht zu haben. Ich habe sie nach Altersklassen aufsteigend zusammengefasst, beginnend mit den Empfehlungen für das Babyalter.

Goldene Empfehlung 1 – Babys

Junge Eltern sollten ihre Babys so behandeln und erziehen, wie unsere Großeltern ihre Eltern erzogen haben, nämlich mit viel Gefühl und vor allem mit bewusster Beobachtung. Babys haben nämlich ihre eigenen, individuellen Ess- und Trinkrhythmen und hören automatisch zu essen und zu trinken auf, wenn sie in ihr »Sättigungs-Gefühl« kommen. Es ist wichtig, dass sich Jungeltern und alle, die sich um Babys kümmern, dieser Tatsache bewusst sind und die Babys in ihren individuellen und richtigen Rhythmen ihrer Nahrungsaufnahme nicht stören bzw. nicht eingreifen. Eltern sollten im Gegenteil ihre Babys als Vorbild nehmen und sich selbst auch wieder auf ihre Urinstinkte betreffend ihre Essenszeiten besinnen.

Mach dich außerdem nicht verrückt, indem du Elternzeitschrift um Elternzeitschrift verschlingst, immer auf der Suche nach neuen Erkenntnissen zum Wohle deines Babys. Das ist löblich, aber du brauchst diese Informationen nicht wirklich, dein Kind kennt seine eigenen Bedürfnisse sehr viel besser als jede Zeitschrift. Vertraue dabei auch deinem eigenen Gefühl, es wird dich leiten!

Goldene Empfehlung 2 – Kinder

Kinder sollten in der Regel zu festen Zeiten essen und trinken und von klein auf lernen, langsam und bewusst zu essen und zu kauen. Zwischen den Mahlzeiten sollte das Essen (zum Beispiel eine Breze, eine Wurstscheibe beim Metzger oder ein Schokoriegel) die Ausnahme sein. Ich rate allen Eltern auch, ihren Kindern keinen Kaugummi zu kaufen, er kann das Hungergefühl zwischen den Mahlzeiten ankurbeln. Ein wichtiger Tipp an dich in diesem Zusammenhang: Lass dich nicht von der Werbung mit all den Produkten, die ja so gut sein sollen für dein Kind, verblenden. Höre auch da auf dein Gefühl und beobachte, was dein Kind wirklich braucht.

Indische Kinderärzte haben statistisch festgestellt, dass fettleibige Kinder fettleibige Eltern haben. Diese Tatsache stellen wir mittlerweile auch in Deutschland, im Rest von Europa und in den USA fest. Die Gründe dafür sind ungesunde Ernährung und mangelnde Bewegung. Eltern, die dies rechtzeitig merken, können gegensteuern, die Ernährung der gesamten Familie umstellen und sich und die Kinder in Bewegung bringen.

Und bei den Kindern gilt: Kleinkinder haben eine sehr ausgeprägte Wahrnehmungs-Fähigkeit. Sie sind sehr viel konzentrierter, wie sie Dinge sehen und aufnehmen. Wir Erwachsenen können in dieser Hinsicht sehr viel von Kindern lernen und dadurch ebenfalls bewusster werden.

Goldene Empfehlung 3 – Teenager

In diesem Alter schlägt die Pubertät zu, was sehr oft zu Problemen im Familienverband führt. Eltern sollten rechtzeitig und aufmerksam die Alarmsignale dieses Alters erkennen und wahrnehmen. Insbesondere Mädchen leiden in diesem Alter oft unter einem negativen Körperbild. Viele haben eine Idealfigur vor Augen und essen, um diesem Ideal zu entsprechen, ungesund und immer weniger und riskieren auf diese Weise Essstörungen, die zur Magersucht führen können.

Teenager, Jungen wie Mädchen, haben oft schlechte Essgewohnheiten, indem sie sich auf Fastfood fokussieren, dieses sollte jedoch immer die Ausnahme, aber nicht die Regel sein! Dazu kommt noch der Leistungsdruck in der Schule und zu Hause, was bei vielen jungen Menschen dieses Alters zu Depressionen führen und das Essverhalten weiter negativ beeinflussen kann. Eltern sollten dies rechtzeitig erkennen und gegen schlechte Essgewohnheiten und Fastfood mit gesunder Ernährung gegensteuern.

Goldene Empfehlung 4 – Jugend
Die heutige Jugend lebt in einer völlig anderen Welt als ihre Eltern und Großeltern. Sie sind vertraut mit Internet, Handy, den sozialen Medien und diversen Messenger-Diensten. Manche von ihnen sind fast durchgehend online, natürlich auch, während sie essen und trinken. Es ist wichtig, ihnen auch in ihrem Zuhause nahezulegen, sich bewusst auf das Essen zu konzentrieren und keine technologischen Ablenkungen zuzulassen. Eltern sollten mit ihren Kindern (unter 18 und auch ältere) in Ruhe über diese Probleme sprechen und natürlich sich selbst vorbildlich verhalten. In dieser Zeit der Pubertät sollten Eltern ihren Kindern speziell beratend zur Seite stehen. Für Jugendliche, die rauchen, wäre jetzt die beste Gelegenheit, damit aufzuhören und ohne diese, wie wir ja wissen, extrem ungesunde Angewohnheit in ihren nächsten Lebensabschnitt einzutreten.

Goldene Empfehlung 5 – Junge Menschen im von Alter 30+
Die meisten jungen Leute in Deutschland haben in diesem Alter ihre Ausbildung bzw. ein Studium schon länger abgeschlossen. In dieser Phase sollten sie das Berufsleben selbstverständlich ernst nehmen, aber sich trotzdem auch mit Sportausübung und gesunder Ernährung auseinandersetzen. Die Problematik dabei: Viele der Berufstätigen dieser

Altersklasse haben oft Chefpersönlichkeiten als Vorbilder, für die Zehn- bis Zwölfstunden-Tage die Norm sind und die daher regelmäßige Ernährung und Bewegung natürlich vernachlässigen (müssen). Ein solches Umfeld prägt und könnte den Fokus von dem so wichtigen gesunden Lifestyle wegbewegen. Denn vom dreißigsten Lebensjahr an verlieren wir Muskelmasse, an ihre Stelle tritt Fett. Immer weniger Muskeln bedeutet: Der Grundumsatz sinkt, wir frieren leichter und haben weniger Kraft und Energie. Der Stoffwechsel verändert sich, Muskeln werden ab- und Fettzellen aufgebaut. Das Abnehmen ab dem Alter von dreißig Jahren kann sich deshalb schon viel schwieriger gestalten als noch mit Anfang zwanzig. Deswegen gilt: Ab dem Alter 30+ sollte man diszipliniert leben und gesunde Ernährung wie auch regelmäßige Bewegung unbedingt in den Alltag einbauen!

Goldene Empfehlung 6 – Menschen im Alter von 40+
Menschen in dieser Altersgruppe sind meistens mitten im Berufsleben, haben viel Arbeit und noch mehr Stress. Eltern mit vielen Kindern haben noch mehr Arbeit zu bewältigen. Deswegen schaffen die meisten von ihnen keinen geregelten täglichen Essens- bzw. Bewegungs-Ablauf. Das macht sich an ihrer Gesundheit und meist übergewichtigen Figur bemerkbar. Diese Herausforderungen sind nur durch einen konsequentem und diszipliniertem Ess- und Bewegungs-Tagesablauf lösbar!

Goldene Empfehlung 7 – Menschen im Alter von 45+
Diese Gruppe von Menschen hat weiterhin viel Arbeit und Stress und nimmt sich nicht die Zeit, die so wichtigen Ess- und Bewegungs-Empfehlungen ernst zu nehmen. Ab diesem Alter steigt der Taillenumfang bei den meisten Menschen. Die meisten Frauen treten nun in die Wechseljahre ein, und sie entscheiden sich oft für die meist unnötige Einnahme von Hormonpräparaten. Indische Frauenärzte warnen vor

diesen Präparaten, die negative Nebenwirkungen haben können und deshalb, wenn überhaupt, nur nach ärztlicher Verordnung eingenommen werden sollten. Indische Frauenärzte empfehlen, dass Frauen ab dem Alter von 45 Jahren unbedingt ihren Frauenarzt konsultieren sollten, bevor sie Antibabypillen, Hormonpräparate, Vitamintabletten und andere unnötige Zusatz-Medikamente einnehmen. Denn diese Einnahmen werden langfristig mit hoher Wahrscheinlichkeit zu wesentlichen Gesundheits- und auch Abnehmproblemen führen.

Goldene Empfehlung 8 – Menschen im Alter von 60+
In Deutschland arbeiten viele Menschen im Alter von 60 Jahren noch in Vollzeit. Bei einigen davon beginnen sich jetzt gewisse Krankheiten zu zeigen. Jetzt ist es speziell wichtig, weiterhin akribisch auf die richtigen Ess- und Bewegungs-Abläufe achten, um fit zu bleiben. Diejenigen, die noch aktiv Sport machen können, sollten dies unbedingt weiterhin tun und dabei auch immer wieder neue Sportarten ausprobieren.

Goldene Empfehlung 9 – Menschen im Alter von 70+
In diesem Alter befinden sich die allermeisten Menschen in Rente und können sich daher endlich noch mehr Zeit nehmen, um ihre Ernährungs- und Bewegungs-Gewohnheiten zu optimieren. Es wäre wichtig, gerade jetzt ausführliche Gespräche mit anderen älteren Herrschaften über Krankheiten, Tabletten und Operationen zu vermeiden. Denn du ziehst an, woran du zu viel denkst!

Goldene Empfehlung 10 – Menschen im Alter von 80+
Auch dies ist noch ein Alter, in dem man sich neuen Unternehmungen hingeben und im Rahmen der Möglichkeiten sich ausreichend bewegen kann. Es gilt vor allem in diesem Lebensabschnitt, negativ denkende, ständig meckernde Menschen zu meiden und sich einer positiven Einstellung

hinzugeben. Falls du gerne liest, aber deine Augen nicht mehr mitmachen, kannst du dich Hörbüchern zuwenden. Wichtig ist es jetzt, verstärkt auf vitaminreiches, frisch zubereitetes Essen zu achten, nur vom Arzt verschriebene Medikamente einzunehmen, und sich für die einfacheren Krankheiten auf reine Hausmittel zu konzentrieren. Und vor allem nicht zu viel oder gar nicht an das fortschreitende Alter zu denken! Ich selbst lebe nach dem Motto: »Immer wieder neue Projekte lassen mir keine Zeit, alt zu werden!«

Quellenverzeichnis

A. Gesundheits-Organisationen und -Institute

1. [AHAC] American Health Association, Chicago, USA
2. [APHA] American Public Health Association, Washington DC, USA
3. [AMAC] American Dietetic Association, Chicago, USA
4. [ANBE] Antibiotika-Beitrag- Sinnlose Antibiotika-Verschreibungen Webseite www.wissenschaft.de
5. [AOND] Academy of Nutrition and Dietetics, Ohio, USA
6. [BMEL] Bundesministerium für Ernährung und Landwirtschaft, Berlin, Germany Pressemitteilung April 2020.
7. [DEGE] Deutsche Gesellschaft für Ernährung, Bonn, Germany
8. [DHFS] Deutsche Hauptstelle für Suchtfragen e.V., Hamm, Germany
9. [EASM] EAT SMARTER GmbH, Hamburg, Germany
10. [HEAL] Webseite: www.healthline.com (Stand April 2020)
11. [HMSB] **Harvard** Medical School, Boston, USA
12. [ICEM] **Institute** of Clinical and Experimental Medicine, Prag, Czech Republic
13. [INMA] **Indian** Medical Association, New Delhi, India
14. [IPHA] **Indian** Public Health Association, New Delhi, India
15. [MFMER] **Mayo** Foundation for Medical Education& Research, Phoenix, USA
16. [NHOI] **National** Health Organisation India, New Delhi, India
17. [NHPI] **National** Health Portal India, New Delhi, India
18. [NCIR] **National** Cancer Institute, Rockville, USA

19. [ÖSGE] **Österreichische** Gesellschaft für Ernährung, Wien, Austria
20. [SCGE] **Schweizerische** Gesellschaft für Ernährung, Bern, Switzerland
21. [STGE] **Stiftung** Gesundheitswissen, Berlin, Germany
22. [TARU] **Tanja** Rupprecht-Becker, Magische Steine. Edelsteine besitzen eine geheimnisvolle Kraft, Quelle: https://www.zeit.de/wohlfuehlen/Magische, Abruf am 01. 07. 2020
23. [UKHA] **United** Kingdom Healthcare Association, Wallington, UK
24. [VSUK] **Vegetarian** Society of United Kingdom, Altrincham, UK
25. [YOPR] **Webseite:** yoga privé, Erfurt, Germany (Stand April 2020)

B. Fachbücher und wissenschaftliche Fachbeiträge (Gesundheit)

1. [AMRA] **Amy** Ramos, »Katogenic Diet for Beginners«
2. [BODE] **Bobby** & Dessi Parish, »Keto Meal Prep«
3. [BJCH] **Bettina** F. Piko, Judit Bak, Children's perceptions of health and illness
4. [BRKL] **Brad** Klontz Psy.D., CFP, Psychology Today, New York, USA
5. [DOVI] **Doreen** Virtue, Kristall-Therapie, Ullstein Verlag, Berlin, Germany
6. [HEHE] **Heseker** H., Heseker B., Nährstoffe in Lebensmitteln
7. [HICH] **Hillmadn,** C.H. (2009): The effect of acute treadmill walking on cognitive control and academic achievement in preadolescent children. In: Neuroscience, H. 159, S. 1044–1054
8. [IFSK] **Prof.** Dr. Ingo Froböse, »Der Stoffwechsel-Kompass« (Spiegel Bestseller), Ullstein Verlag
9. [IFFS] **Prof.** Dr. Ingo Froböse, »Für Fitness ist es nie zu spät«, ZS Verlag
10. [IFTS] **Prof.** Dr. Ingo Froböse, »Das Turbo-Stoffwechsel-Prinzip«, GU- GRÄFE UND UNZER VERLAG
11. [JAPA] **Dr.** Jayshree Panjikar, Gemologist, CEO Pangemtech – Panjikar Gem Research & Tech Institute, Pune, India
12. [JJSM] **J** J Smith, »10 Day Green Smoothie Cleanse«
13. [LAWA] **Laura** Walk, Universität Ulm, Wissenschaftlicher Fachbeitrag. DIE- Zeitschrift für Erwachsenenbildung (2011), S. 27–29
14. [LINI] **Lily** Nichols, »Real Food for Pregnancy«
15. [MWBW] **Bewegung:** Dr. Müller-Wohlfahrt, »Das Lebenselixier für unsere Gesundheit« (Spiegel-Bestseller), Insel Verlag
16. [MAHY] **Mark** Hyman, »What the Heck Should I Eat«

17. [MIGR] **Michael** Greger, »How not to Diet«
18. [MHED] **Marilou** Hyson, The Emotional Development of Young Children
19. [NESH] **Neil** H. Shear, MD, Use of Antibiotics and Risk of Cancer, Website: JAMA Network, Chicago, USA
20. [PATE] **Pangemtech-Webseite,** Dr. Jayshree Panjikar, Pune, India
21. [POMA] **Pooja** Makhija, »eat.delete«
22. [PSMR] **Prof.** Dr. Pablo Steinberg, Präsident Max-Rubner-Institut, Karlsruhe, Germany
23. [RKIB] **Robert** Koch-Institut, Wissenschaftliche Studie, Berlin, Germany
24. [RUDI] **Rujata** Divekar, »Fitness Project«
25. [STGU] **Dr.** Steven Gundy, »The Plant Paradox«
26. [STZE] »**Bewegung** bewirkt Wunder im Kopf« Stuttgarter Zeitung: Bericht von 28. August 2018
27. [TSVP] Thomas Schnura, Beitrag: Verband Freier Psychotherapeuten e.V., Nienburg/Weser, Germany
28. [VBEP] Vera F. Birkenbihl, Erfolgs-Psychologie, DVD- Lernseminar
29. [WIDA] William Davis, »Wheat Belly«